極論で語る
消化器内科

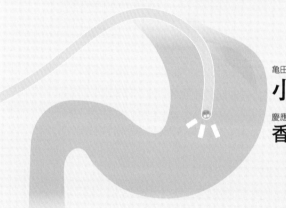

亀田京橋クリニック 消化器内科
小林 健二 著

慶應義塾大学 循環器内科
香坂 俊 監修

丸善出版

監修者・まえがき

> **きょくろん【極論】**
> （1）極端な議論．また，そのような議論をすること．極言．
> （2）つきつめたところまで論ずること．
>
> ［大辞林 第二版（三省堂）より］

　循環器内科医と消化器の医者はあまり意見が一致することがなく，だいたいワーファリンを切る切らないでいがみ合ったり，はたまたアスピリンに PPI を忘れたりして，往々にして「挨拶はするけれども目は合わせない」的な仲になっていることがほとんどではないでしょうか？（注．監修者にも後天的な消化器内科医の友人はいます）

　そもそも胸痛には心電図があるのに，なぜ腹痛にはなぜ腸電図がないのか？（もう少しリズミックに大胆に動いてほしい）心筋逸脱酵素は心筋梗塞で上昇するのに，なぜ肝臓逸脱酵素は飲酒だけで上がってしまうのか？（せめて胆嚢梗塞くらいでの上昇をお願いしたい）

　こんな風に考えてしまう自分のような人間には，おそらく一生消化器疾患と分かり合える日はこないであろうなと考えていましたし，したがって【極論で語る】シリーズで消化器を扱うチャンスもないであろうと予想していました．

　しかし，今回小林先生が手を挙げてくださり，さらにその内容を拝見するに及び，ひょっとしたら消化器内科医とも仲良くできるのではないかと感じ始めています．「原則」に沿うと，ここまで消化器内科はわかりやすくなるのか！ということも随所で感じ，混沌としてとっつきにくい（個人の印象です）消化器病という分野の見事な導入となっているのではないでしょうか？　特に自分が印象に残っているセクションは最後の「消化器癌ポプリ」（12章）で扱われている大

腸内視鏡のくだりです．ここは龍華先生もマンガにしてくれていて，すごくわかりやすくなっているので，ぜひ手技を行うすべての医師に一読いただきたいと思っています．

　いろいろと書きましたが，あしかけ1年ほどにわたり小林先生と作業をさせていただいた期間は楽しく，「困っている患者を助ける」ということで一貫した姿勢はほぼすべてのチャプターを校正して感じました．今の心境としては，「ワーファリンをやめて」といわれても「数時間ならOK」と穏やかに答えようという気持ちになっていますし，PPI処方も「忙しくなければ，忘れないようにしよう！」という気概に満ちています．

　ぜひ皆さんも，この本で消化器に対する誤解を解き，困っている患者さんの手助けに関する理解を進めてみませんか？

2018年8月吉日

監修者　香坂　俊

著者・まえがき

　皆さんが抱く消化器内科医のイメージとはどんなものでしょうか．「内視鏡を手にした医師のイメージ」でしょうか．あるいは，「さまざまな画像検査の写真を見ながらディスカッションをする医師の姿」でしょうか．消化器内科医の仕事には，内視鏡検査をはじめとするいろいろな手技が含まれ，そこに魅力を感じて消化器内科を志す人も少なくないでしょう．かくいう私も，消化器内科を志したのは，内視鏡検査・治療の魅力に惹かれたからです．

　そんな私は，今から30年近く前に日本の市中病院で一般内科の研修を受けたあとに，同じ施設で消化器内科の研修を2年間受けました．1人である程度の内視鏡検査をできるようになり，緊急止血やベッドサイドでの腹部超音波検査もこなし，一人前とは言えなくても大概のことは大丈夫だと自信を持ったところで，臨床研修を受けるために渡米しました．ところが，

そこで，私の自信は見事に打ち砕かれた

のです．アメリカでは，消化器専門医でない内科レジデントが，「下痢」「便秘」「腹痛」などの症候の病態生理とそれらに対するアプローチをしっかりと理解していました．また，個々の症例について，検査を行う適応があるかどうかのディスカッションがあたりまえでした．このようなことに驚き，カルチャーショックを受けたのを今でも鮮明に覚えています．それまでの自分が画像や手技ばかりに注目して，消化器内科医が習得すべき知識と技能のごく一部だけで満足していたことに気づかされたのです．

　確かに，内視鏡を持つ医者は"絵"になるのに対して，胃もたれとか便秘の診療をする医者は"地味"かもしれません．でも，消化器系疾患の患者で内視鏡検査が必要な患者に比べて，「胃もたれ」「胸焼け」「便秘」「下痢」などの症状に悩まされている患者のほうが圧倒的に多いのです．

医者の仕事は困っている患者を助けることです．
仕事が地味であるかどうかは関係ありません．

　内視鏡も，そのほかの画像検査も消化器領域で有効な武器になることは確かですが，これらは道具に過ぎません．その道具を使いこなすのは，ほかならない医師です．道具は適切に用いてこそ，その効果を発揮するのです．つまり，**症候・疾患についての正しい知識とさまざまな検査の適応，解釈についての理解が欠かせないのです**．極端なことを言えば，「いくら検査が上手でも，患者のアウトカムが変わらないのであれば，その検査は不要」です．また，不必要な投薬もできるだけ避けたいものです．

　本書では，このような基本的なことを中心に論じました．ですから本書には内視鏡写真も超音波，CT，MRIなどの画像も出てきません．これらの検査よりも大切で，画像検査を行う前に知っておいてほしいことを解説しました．本書が，医学生や内科を学ぶ若手の医師，さらに消化器内科を専門としない内科医の診療に役立てば幸いです．もちろん，消化器内科を志望する人たちにも，十分に役立つ内容だと自負します．本書は，教科書のように，各症候・疾患について系統的，網羅的には書いてありません．ですから，気になる章から気楽に読み進めてください．

　本書の刊行にあたり，超多忙な中，監修としてさまざまな意見，アイデアを出していただいた香坂俊先生に深謝いたします．また，親しみあるキャラクターを使って，本文の内容がより明解になるイラストを描いていただいた龍華朱音先生に感謝申し上げます．さらに，立案から刊行までの1年以上の期間，さまざまな点で支援していただいた丸善出版の程田靖弘氏に御礼を申し上げます．

　では，消化器内科のエッセンスをお楽しみください．

2018年8月吉日

著　者　小　林　健　二

執筆者紹介

■ 執筆者
　小林　健二　　　亀田京橋クリニック診療部 部長（消化器内科）
　　　　　　　　　同　健康管理センター長・内視鏡センター長
　　　　　　　　　〔略歴〕1988 年　　信州大学医学部卒業
　　　　　　　　　　　　 1988 年　　三井記念病院（内科及び消化器内科研修医）
　　　　　　　　　　　　 1992 年　　米国ベスイラエル・メディカルセンター
　　　　　　　　　　　　　　　　　　内科レジデント
　　　　　　　　　　　　 1995 年　　ケース・ウエスタン・リザーブ大学病院
　　　　　　　　　　　　　　　　　　（現 UH Case Medical Center）
　　　　　　　　　　　　　　　　　　消化器内科フェロー及び Advanced endoscopy
　　　　　　　　　　　　　　　　　　フェロー
　　　　　　　　　　　　 1999 年　　三井記念病院消化器内科
　　　　　　　　　　　　 2000 年　　東海大学医学部内科学系消化器内科及び総
　　　　　　　　　　　　　　　　　　合内科
　　　　　　　　　　　　 2007 年　　東京ミッドタウンクリニック一般外来 部長
　　　　　　　　　　　　 2008 年　　大船中央病院光学診療部 部長
　　　　　　　　　　　　 2012 年　　聖路加国際病院一般内科 医長
　　　　　　　　　　　　 2012 年　　聖路加国際病院附属クリニック
　　　　　　　　　　　　　　　　　　聖路加メディローカス一般内科 医長
　　　　　　　　　　　　 2015 年～　現職

■ 監修者
　香坂　　俊　　　慶應義塾大学医学部循環器内科 専任講師
　　　　　　　　　同　医療科学系大学院臨床研究・統計部門 プログラム責任者
　　　　　　　　　〔略歴〕1997 年　　慶應義塾大学医学部卒業
　　　　　　　　　　　　 1999 年　　米国セントルークス・ルーズベルト病院
　　　　　　　　　　　　　　　　　　内科レジデント
　　　　　　　　　　　　 2003 年　　同　チーフ・レジデント
　　　　　　　　　　　　 2004 年　　米国ベイラー医科大学 Texas Heart Institute
　　　　　　　　　　　　　　　　　　循環器内科フェロー
　　　　　　　　　　　　 2006 年　　米国コロンビア大学循環器内科 スタッフ
　　　　　　　　　　　　 2008 年　　慶應義塾大学医学部循環器内科

目 次

■ 1 章　消化管出血 [gastrointestinal bleeding] ------------ 1
- 極論 1　血行動態を何よりも（内視鏡よりも）優先させる　1
- 極論 2　数分で把握する病歴と身体所見　4
- 極論 3　黒色便と鮮血便の本当の意味は…？　6
- 極論 4　リスク評価は経験のない若手の味方　8
- 極論 5　過剰な輸血はしない　11

> コラム 1　小腸出血　12

■ 2 章　胃食道逆流症 [GERD] -------------------------------- 14
- 極論 1　警告徴候がなければ PPI，診断的治療でも PPI　14
- 極論 2　PPI 投与，じつは「食後」よりも「食前」　16
- 極論 3　無敵の PPI にも「弱点」はある　17
- 極論 4　生活指導で PPI をサポートする　20
- 極論 5　GERD は胸焼けだけではない　22

> コラム 1　バレット食道　23

■ 3 章　消化性潰瘍 [peptic ulcer] ---------------------------- 27
- 極論 1　潰瘍の原因はストレス・コーヒーよりも「ピロリ・NSAIDs」　28
- 極論 2　酸分泌の抑制，これ一本で勝負！　34
- 極論 3　みつかったらすぐに「除菌」　38
- 極論 4　悪性病変の除外を忘れない　38

> コラム 1　HP 感染胃の内視鏡所見　34

4章　胆石関連疾患 ［gallstone disease］　43

- 極論1　癪（しゃく）は胆石か…？　43
- 極論2　無症候であれば，経過観察もしない　47
- 極論3　結石がなくても胆嚢炎は起きる　49
- 極論4　急性胆管炎はとにかく狭窄の解除　51

5章　肝臓系検査 ［liver test］　55

- 極論1　「肝機能検査」という用語を使わない　55
- 極論2　肝臓系検査異常は3パターンに落とし込む　57
- 極論3　肝臓の合成能はアルブミン，プロトロンビン時間（PT）　66

6章　下痢 ［diarrhea］　68

- 極論1　発症4週間以内か？　以上か？　それが問題だ　68
- 極論2　便培養よりむしろCDトキシン　72
- 極論3　医原性の下痢は意外と多い　74
- 極論4　慢性下痢ではまず，IBSを除外する　75
- 極論5　便のことを聞く！　76

> コラム1　自宅での経口補水液のつくり方　71
> コラム2　便の浸透圧較差　79

7章　便秘 ［constipation］　81

- 極論1　便秘の陰に「病」あり　81
- 極論2　「患者の悩みは何なのか…？」を知る　85
- 極論3　治療戦略は3つに分ける（特発性便秘）：「NTC」「STC」「機能性便排出障害」　88
- 極論4　刺激性下剤の乱用はよくみかける　93

> コラム1　日本でもようやく「慢性便秘症診療ガイドライン」　95

■ 8章　嚥下障害 [dysphagia] ---- 96
- 極論1　まず症状発現のタイミングで分ける．「すぐか？」「数秒後か？」 96
- 極論2　食道性嚥下障害は「内視鏡」が必須 98
- 極論3　口腔咽頭性嚥下障害なら「嚥下造影検査」「耳鼻科評価」 100
- 極論4　最後は「食道内圧測定」を行う 102

> コラム1　好酸球性食道炎（eosinophilic esophagitis；EoE） 103

■ 9章　機能性ディスペプシア [FD] ---- 106
- 極論1　機能性ディスペプシアでは内科医の素養が試される 106
- 極論2　FDの分類は食事で 111
- 極論3　まず「除菌」 112
- 極論4　治療の主体は「酸分泌抑制」と「消化管運動機能改善薬」 114

■ 10章　過敏性腸症候群 [IBS] ---- 119
- 極論1　警告徴候のない慢性的な腹痛がIBS 120
- 極論2　IBSは4タイプに分類する 125
- 極論3　治療戦略は「便秘型」「下痢型」「混合型」で分ける 127
- 極論4　低FODMAP食も1つの手 130

> コラム1　腸管ガス（おなら）の原因となる食品を控える 132

■ 11章　感染性腸炎 [infectious enterocolitis] ---- 133
- 極論1　まず「小腸型か」「大腸型か」を判断する 133
- 極論2　その検査は必要か…？ 137
- 極論3　抗菌薬は不要 139
- 極論4　2週間以上下痢が続いたら「頭を切り替える」 143

> コラム1　腸の問題だけで終わらないこともある 145

■12章　消化器癌ポプリ［potpourri：ごった煮］------------ 146
　極論1　腫瘍マーカーは健常人では役立たず　146
　極論2　便潜血検査を行う前に「陽性ならどうするか…？」を考える　149
　極論3　フラッシャーでは食道扁平上皮癌のリスクが約3倍　152
　極論4　分枝膵管型IPMNと最近発症したDMは，通常型膵癌の合併に気をつける　154

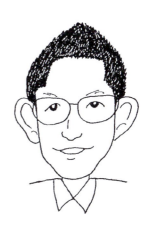

キャラクター紹介

【The Organs（オルガンス）】

『極論で語る』シリーズの案内役こと，【The Organs】．消化器内科編でも，イチョウ夫人を筆頭に各キャラクターが活躍します．甲状腺の新キャラ「コウジョウおやじ」も登場します！（P59 参照）．

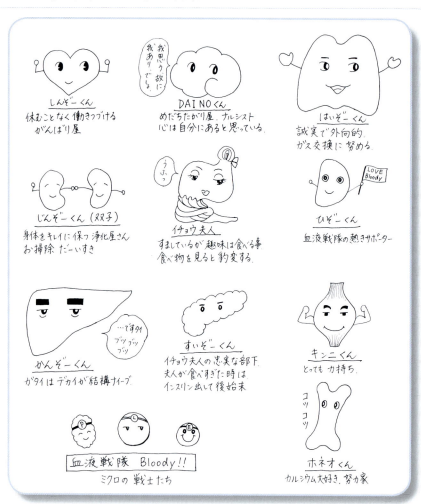

■ 各章イラスト
　　龍華　朱音　　名古屋大学大学院医学系研究科 血液・腫瘍内科

1 消化管出血
[gastrointestinal bleeding]

- 極論1　血行動態を何よりも（内視鏡よりも）優先させる
- 極論2　数分で把握する病歴と身体所見
- 極論3　黒色便と鮮血便の本当の意味は…？
- 極論4　リスク評価は経験のない若手の味方
- 極論5　過剰な輸血はしない

極論1　血行動態を何よりも（内視鏡よりも）優先させる

　急性消化管出血の症例の多くは，「吐血」「タール便」「鮮血便」を主訴に受診します．そのような患者に遭遇したら，当たり前のことですが，まず「バイタルサインの測定」と「全身状態の把握」を優先しましょう．一見して具合が悪くなさそうな場合でも絶対に必須です．具体的には，まず以下の2点を押さえてください．

① 仰臥位で収縮期血圧≦90 mmHg（通常の血圧が正常の場合），頻脈（≧120拍/分）の場合．すでに循環血液量の50％以上の出血をきたしているので，**迅速な対応が必要**[1]

② 安静時のバイタルサインが正常であれば，さらに起立性変化があるかを評価（くどいようですが，必ず評価します）

注．起立性変化の重度の出血における感度，特異度は高いが，中等度の出血での感度は高くないことが知られています（表 1）[2]．つまり，血圧，脈拍の起立性変化を認めた場合には相当量の消化管出血があると考えられますが，起立性変化がない場合には，その他の状況からの総合的な判断が必要です．

表 1　出血量と血圧・脈拍の起立性変化［文献 2) より］

身体所見	中等度出血，感度（%）	重度の出血，感度（%）	特異度（%）
立位による脈拍増加≧ 30/ 分，または起立時にひどいめまい	7 〜 57	98	99
起立時の血圧低下（収縮期圧が 20 mmHg 以上低下）	9	—	90 〜 98
仰臥位で頻脈（脈拍> 100/ 分）	1	10	99
仰臥位で低血圧（収縮期圧< 95 mmHg）	13	31	98

　バイタルと全身状態の把握のあとは，初期対応ですが，ここは原則どおり「ABC」で進めましょう．

> **初期対応の ABC**
> - <u>Airway/Breathing</u>：ショックあるいは肝性脳症などのために意識障害をきたしている場合には，誤嚥のリスクが高くなりますので，意識レベルが悪ければ，迷わずに気管挿管で気道を確保します
> - <u>Circulation</u>：血行動態が不安定な場合には，ただちに静脈路を確保して（できれば 2 本）晶質液の輸液を開始し，同時に血算，生化学検査（肝機能，BUN，クレアチニンなど），必要なら凝固能，クロスマッチのための検体採取を行います

この初期対応のときに，消化管出血が疑われる場合「緊急内視鏡検査だ！」と慌てて考えることが多いかもしれませんが，実際は**内視鏡検査を行う際には（適切な輸液，輸血がなされて）ショックから脱していることが大前提**です．ショックを脱していても，重症例では内視鏡検査中に容態が不安定となることも予想されます．特に少人数で検査を行うときには（夜間等），消化管の観察と止血処置に注意が向いてしまい，患者の状態を十分に観察できません．こういうときには，せめて患者の状態を持続的にモニターできる集中治療室，あるいはそれに準ずる場所で内視鏡検査を行うべきです．

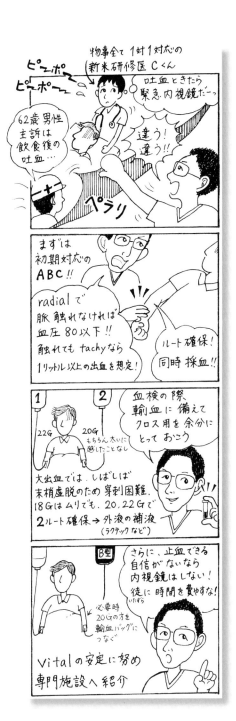

極論2　数分で把握する病歴と身体所見

　急性消化管出血の症例では，まず血行動態をチェックして安定化を図ることが最優先事項ですが，それだけでは前に進みません．重要事項に焦点を当てつつ，その合間に可能な限り詳細な病歴聴取と身体診察を行います．

　病歴聴取では，出血源の推測と高リスク群の同定に有用な情報収集に注力します．病歴から推測される出血源の一例を表に示します（表2）．そのほかに必ず聞くべき項目として，以下があります．

- 内服薬（特に抗血栓薬・NSAIDs・SSRI・β遮断薬）
- 併存疾患
- 消化管出血・腹部手術・腹部大動脈瘤の手術の既往

抗血栓薬服用中であれば，凝固能のチェックが必要でしょう．β遮断薬を服用中の場合には，出血量に相当するような頻脈を認めない可能性があります．また，慢性肝疾患，特に肝硬変患者では食道静脈瘤からの出血の可能性が考えられるのと同時に，凝固能が低下している可能性も考えられます．

　腹部手術の既往があり，消化管の解剖が変わっていると内視鏡検査のアプローチで注意を要するかもしれません．また，腹部大動脈瘤の手術の既往がある患者では，大動脈腸管瘻（aortoenteric fistula）の可能性を考えなければなりません．その場合には内視鏡での止血は困難ですので，急いで診断を下して，血管外科にコンサルトすべきです．

「消化管出血だから消化器内科にコンサルト」は間違いではありませんが，同時に

どれだけの情報を入手して出血源を予測できるか，リスクを察知できるかは，コンサルトと同じくらい大切

です．そのため身体所見では，次の所見に特に注意を払います．

- 慢性肝疾患の徴候の有無（黄疸，クモ状血管腫，手掌紅斑，女性化乳房，Dupuytren 拘縮）
- 毛細血管拡張（皮膚，口唇）
- 心肺所見
- 腹部手術痕
- 直腸診での便の色

上記はものの数分あれば可能なことですし，血行動態安定化と並行して行いましょう．

表2 病歴から推定される主な消化管出血の原因

推定される出血源	病歴
Mallory-Weiss 症候群	・飲酒後 ・嘔吐後の吐血
食道静脈瘤	・肝硬変
消化性潰瘍	・上腹部痛 ・消化性潰瘍の既往 ・*H.pylori* 感染（未除菌） ・NSAIDs の服用歴
大動脈腸瘻（二次性）	・腹部大動脈瘤の人工血管による外科的修復
hemosuccus pancreaticus	・膵炎 ・膵炎後の被包化壊死（walled-off necrosis; WON）
大腸憩室	・腹痛をともなわない鮮血便
大腸癌	・排便習慣の変化 ・亜急性出血 ・大腸癌の家族歴
虚血性腸炎	・腹痛，下痢に続いて血便 ・動脈硬化のリスク因子
炎症性腸疾患（IBD）	・血性下痢 ・IBD の家族歴 ・IBD の既往
裂肛	・排便時に肛門痛をともなう血便
痔疾	・排便時に血液が滴下 ・通常の排便にともなう鮮血 ・凝血塊なし
血管異形成	・70 歳以上 ・心血管疾患 ・反復する消化管出血

極論3　黒色便と鮮血便の本当の意味は…？

　血液を吐く「吐血」は，トライツ靱帯より口側の上部消化管からの出血を示唆します．鑑別すべきものに，鼻出血や咽喉頭からの出血や喀血がありますが，多くの場合，その鑑別は容易です．

　一方，肛門から血液成分が排泄されることを「下血」と表現しますが，これには上部と下部両方からの出血が含まれます．その出血部位を推測するにあたり，

「便の色が，黒いのか，赤いのか」

という情報はとても重要です．まず「メレナ（melena；「タール便」または「黒色便」とも呼ばれ，独特の臭いがあります）」なのか，「鮮血便（hematochezia）」なのかを分けて捉える習慣をつけましょう．というのは，**便の色は血液がどのくらいの時間，消化管内に滞在していたかに影響されるからです（消化管内に滞在する時間が長いほど，黒っぽくなる）**．一般にメレナはトライツ靱帯より口側からの上部消化管出血とされていますが，現実に血液が消化管内に少なくとも14時間以上存在すると，便は黒くなります[3]．よって，小腸からの出血，あるいはときに右側結腸からの出血でも「メレナ」をきたすわけです．

　これとは逆に，上部消化管からの大量出血があり，消化管の通過時間が14時間より短いと便のなかの血液成分の色は「暗赤色〜鮮血色」になります．「鮮血便」の場合，通常は下部消化管出血を疑いますが，このような理由で**上部消化管からの大量出血でも鮮血便をきたしうることを忘れてはいけません**．鮮血便を訴えて救急外来を受診した患者の約15％で上部消化管からの出血を認めたという報告があります（ただし，このなかには経鼻胃管を挿入して，胃洗浄を行って血液成分を認めなかった患者も含まれます）[4]．

　上部消化管出血で鮮血便をきたしている場合には，まず間違いなくバイタルサインの異常をともない，多くはショック状態にあるか，血圧と脈拍に起立性変化を認めます．鮮血便の患者でも，**上部消化管出血の可能性を否定できない場合，適切な処置を行ったあとに，まず上部消化管内視鏡検査を行います**．

　ちなみに上部消化管出血を示唆するリスク因子には以下があります[5]．

上部消化管出血のリスク因子

- 吐血
- 患者がメレナを認識し報告
- 身体診察でメレナの確認
- 経鼻胃管による胃洗浄で血液またはコーヒー残渣様のものを認める
- BUN/Cr 比が 30 を超える

これに対して，便に「凝血塊」が存在する場合には，上部消化管出血の可能性は低くなることが知られています．

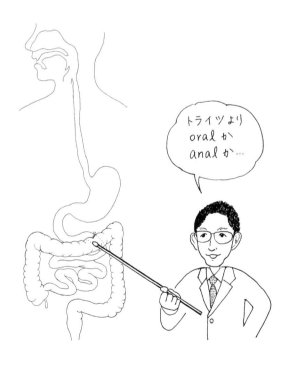

極論4　リスク評価は経験のない若手の味方

　誰が診ても緊急内視鏡検査が必要と思われるケースでは，すぐに消化器内科医にコンサルトをすべきですし，それほどの量でなければ翌日まで待つでしょう．しかし，消化器が専門でない医師にとって，こうしたところの判断には迷うこともあると思います．そうした人たちの強い味方がリスクスコアです．

　さまざまな消化管出血のリスクスコアは

> ● 救急外来での患者のトリアージ
> ● 緊急内視鏡検査を行うかどうかの判断
> ● 止血処置後の再出血リスクの予測

などの判断に役立ちます．ここではよく知られた2つのリスクスコア，① Rockall スコア（表3）[6] と ② Blatchford スコア（または Glasgow-Blatchford スコアとも呼びます）を提示します（表4）[7]．

① Rockall スコア
　Rockall スコアには内視鏡所見が含まれるため，内視鏡検査施行前には利用できません．この "full" Rockall スコアから内視鏡所見の項目を除いてスコアを計算する Clinical Rockall スコア（preendoscopic Rockall とも呼びます）も用いられることがあります．

② Blatchford スコア
　Blatchford スコアは表4に示すように最初の評価データでスコアを算出できます．このスコアは「0～23」の値をとり，数値が高いほどリスクが高くなります．スコア「0」では，緊急内視鏡検査が不要と考えられています[5]．もともと Rockall スコアは再出血のリスクを予測するために開発されたのに対して，Blatchford スコアは上部消化管出血の患者で，緊急の治療を要するか否かを予測するために開発されたこともあり，内視鏡検査前のリスク評価にはこちらが優れているようです．私も上部消化管出血患者の最初の評価に用いるスコアとしては，Blatchford スコアを使うことを勧めます．

表3 Rockall スコア[文献6)より]

年　齢	
＜60歳	0
60〜79歳	1
≧80歳	2
ショック	
ショックなしでSBP≧100mmHgかつ脈拍＜100/分	0
心拍数≧100/分，SBP≧100mmHg	1
SBP＜100mmHg	2
合併疾患	
なし	0
虚血性心疾患，うっ血性心不全，他の重大疾患	2
腎不全，肝不全，転移性癌疾患	3
内視鏡所見	
病変なし，Mallory-Weiss症候群	0
消化性潰瘍，びらん性病変，食道炎など良性疾患	1
上部消化管悪性疾患	2
内視鏡検査にて確認できる出血徴候	
きれいな潰瘍底，平坦な色素点	0
消化管に血液の存在，潰瘍底に凝血塊，露出血管，噴出性出血	2

Clinical Rockall スコア (preendoscopic Rockall スコア)

SBP：収縮期血圧

表4 Glasgow-Blatchford スコア[文献7)より]

来院時評価	スコア	来院時評価	スコア
BUN (mg/dL)		SBP (mmHg)	
＜18.2	0	≧110	0
≧18.2，＜22.4	2	100〜109	1
≧22.4，＜28	3	90〜99	2
≧28，＜70	4	＜90	3
≧70	6		
ヘモグロビン値（男）(g/dL)		他のリスク因子	
≧13.0	0		
12.0〜12.9	1		
10.0〜11.9	3	脈拍≧100回/分	1
＜10.0	6	メレナ	1
ヘモグロビン値（女）(g/dL)		失　神	2
≧12.0	0	肝疾患	2
10.0〜11.9	1	心不全	2
＜10.0	6		

BUN：尿素窒素，SBP：収縮期血圧

さらにもう1つ，上部消化管出血で入院となった患者の死亡リスクを推測するスコアとしてAIMS65があります（表5）[8]．スコアが「0」の場合の死亡率は0.3%であるのに対して，「5点」の患者の死亡率は25%と報告されています．消化管出血患者のリスク評価には有用と思われますが，比較的最近発表されたスコアであり，追加の検証が待たれます．

表5 AIMS65 ［文献8) より］

以下に該当する項目があれば1点ずつ加算
- アルブミン値 <3.0g/dL
- INR>1.5
- 意識障害（Glasgow coma scale<14, 見当識障害, 傾眠, 昏迷, 昏睡）
- SBP ≦ 90mmHg
- 65歳以上

下部消化管出血の場合，上部消化管出血におけるスコアのように十分に検証されて普及したものはありません．しかし，いくつかの報告で下部消化管出血のリスク因子として同定されているものに以下の因子があります[9]．

下部消化管出血のリスク因子

- 不安定な血行動態（頻脈，低血圧，失神）
- 持続する出血（最初の診察時の直腸診で血液そのものを認める，あるいは再発性の鮮血便）
- 併存疾患
- 60歳以上
- 憩室症または血管異形成の既往
- クレアチニン値の上昇
- 貧血（最初のヘマトクリット値が35%以下）

これらのリスク因子の数が多いほど，出血による合併症のリスクが増加します．ですから，こうした患者はICUなどで厳重に観察し，早めの内視鏡検査を考慮する必要があります．問題なのは，上部消化管出血に対して内視鏡検査を行うほ

ど，緊急大腸内視鏡検査が容易ではないところです．大腸内視鏡検査（colonoscopy；CS）には前処置が必要で，ここに時間がかかるからです．

　緊急大腸内視鏡検査（以下，緊急CS）のタイミングについては，これまでいくつかの研究で検討されていますが，未だ緊急CS（おおむね受診後12時間以内）が待機的CSと比較して，臨床的なアウトカム（再出血率，輸血量，手術率，在院日数，死亡率等）の改善にどれだけ寄与するかは不明です[4), 10)]．それでも，**出血から時間が経過すると，出血後の徴候を同定することが難しくなることから，さらなるエビデンスが明らかになるまでは，特にハイリスク群においては24時間以内にCSを施行するのがよいと考えます**．そのためにも，先に挙げたリスク因子がないかどうかを確認することは重要です．2016年に発表されたアメリカ消化器病学会（ACG）のガイドラインでも，ハイリスクな患者や出血が持続する症例では24時間以内のCSを推奨しています[9)]．

極論5　過剰な輸血はしない

　緊急内視鏡検査を行うにあたっては，血行動態が安定化されていることが前提だと書きました．ただし，ヘモグロビン値が正常範囲にまで補正されている必要はありません．ヘモグロビン値は出血量を推測する1つの手がかりにはなりますが，出血してからヘモグロビン値が低下するまでにはタイムラグがありますので，出血量を過小評価しないように，ほかの情報と併せて総合的に評価をするようにします．
　では，輸血は何を指標に行えばよいでしょうか．**重篤な併存疾患がない患者ではヘモグロビン値7g/dL以上を目標とします**[11)]．**高齢者や不安定狭心症など貧血による合併症を起こしうる患者ではヘモグロビン値9g/dL以上を目標に輸血を行います**．特に過剰な輸血に気をつけなければいけないのは，食道静脈瘤出血の場合です．過剰輸血のために門脈圧が上昇すると，再出血のリスクが上昇します．ただし，出血が持続して低血圧のある患者でも，ヘモグロビン値が出血量を反映するまでには時間がかかります．この場合には，バイタルサインなどを参考に輸血をしていくしかありません．

コラム1　小腸出血

　カプセル内視鏡およびバルーン内視鏡検査などの診断技術が発展し，従来上部と下部消化管内視鏡検査を行っても出血源が同定できない，出血源不明の消化管出血（obscured gastrointestinal bleeding；OGIB）と呼ばれた症例の多くは，小腸からの出血であることがわかってきました．そのため，上部および下部消化管内視鏡検査に加えて，小腸の精査を行い出血源を同定できない症例に限り，**「出血源不明の消化管出血」**という用語を使います．上部消化管内視鏡および大腸内視鏡検査を行って出血源を同定できない場合でも，これらの内視鏡検査で病変を見逃していることがある点を忘れてはいけません．小腸の精査をする前に，すでに行われた検査結果を必ずレビューすることが大切です．例えば，大きな食道裂孔ヘルニア内にできるびらん（Cameron 病変）は，慢性的な鉄欠乏性貧血の原因になりますが，見逃されていることがあります．

　小腸からの出血の原因は，年齢により異なります．40歳未満であればクローン病やDieulafoy病変（デュラフォア潰瘍）の可能性が高くなりますが，40歳以上であればDieulafoy病変に加えて，血管異形成，NSAIDs潰瘍が鑑別に挙がります．NSAIDs潰瘍は稀ではなく，特にPPI（プロトンポンプ阻害薬）を服用中の患者では小腸潰瘍のリスクが上昇するという報告があります．これは，PPI投与により腸内細菌叢が変化して，小腸粘膜に損傷をきたしやすくなるためと推測されています．

筆者談1　止血できないなら内視鏡検査もしない

　日本ほど広く内視鏡検査が普及し，内視鏡検査に比較的容易にアクセスできる国はないのではないでしょうか．しかし，内視鏡検査ができる医師なら誰でも「出血症例」の検査を行ってよいというものではありません．消化管出血症例の内視鏡検査は，通常行う検査と比べると，格段に難易度が高くなります．消化管内に血液が残っていたり，食物残渣があったりと観察条件が悪いことが多いですし，患者の状態も悪いため，より厳重なモニタリングが必要になります．検査開始時に出血が止まっていても，観察中に大きな出血が始まる可能性もあります．これらの状況に対応するには，術者の経験とスタッフを含めた十分な体制，さらに止血処置のための器具をもっている必要があります．止血処置に関しては，1つの方法で首尾よく止血できるとは限りませんので，複数用意する必要があります．最悪の場合，これでも止血できないことがあります．その場合には，interventional radiologistや外科に治療をお願いしなければなりません．そこまでのバックアップがあることが理想です．

　診断をつけて，自分で手に負えなければ転院させればよいだろうと，軽い気持ちで内視鏡検査を行ってみたものの，準備が不十分だと，状況はさらに悪化しかねません．最悪の場合，患者の命にかかわります．消化管出血の症例の経験が十分にあり，そのための体制が整っていなければ，患者の状態を安定化させて，しかるべき医療機関に紹介しましょう．

消化管出血で押えなくてはいけないポイント

1　「初期対応の ABC」で全身状態の把握を
2　まず血行動態をチェックして安定化を図る
3　病歴聴取では，出血源の推測と高リスク群の同定に有用な情報収集に注力
4　黒色便と鮮血便の意味を知る
5　さまざまなリスクスコアを用いて判断
6　高リスク群の緊急 CS は 24 時間以内が妥当

●文献
1) Prasad Kerlin M, Tokar JL: Acute gastrointestinal bleeding. Ann Intern Med. 2013 Aug 6;159(3): ICT2-1.
2) Steven McGee: Evidence-Based Physical Diagnosis.4th ed. Elsevier, Chapter 17 Blood Pressure, 2018（電子版）.
3) Laine L,Anthony S. F: Gastrointestinal bleeding. Harrison's Gastroenterology and Hepatology. 2nd ed（電子版）.
4) Laine L, Shah A: Randomized trial of urgent vs. elective colonoscopy in patients hospitalized with lower GI bleeding. Am J Gastroenterol. 2010 Dec;105(12):2636-41.
5) Srygley FD, Gerardo CJ, et al: Does this patient have a severe upper gastrointestinal bleed? . JAMA. 2012 Mar 14;307(10):1072-9.
6) Rockall TA, Logan RF, et al: Risk assessment after acute upper gastrointestinal haemorrhage. Gut. 1996 Mar;38(3):316-21.
7) Blatchford O, Murray WR, et al: A risk score to predict need for treatment for upper-gastrointestinal haemorrhage. Lancet. 2000 Oct 14;356(9238):1318-21.
8) Saltzman JR, Tabak YP, et al: A simple risk score accurately predicts in-hospital mortality, length of stay, and cost in acute upper GI bleeding. Gastrointest Endosc. 2011 Dec;74(6):1215-24.
9) Strate LL, Gralnek IM: ACG Clinical Guideline: Management of Patients With Acute Lower Gastrointestinal Bleeding. Am J Gastroenterol. 2016 May;111(5):755.
10) Green BT, Rocky DC, et al: Urgent colonoscopy for evaluation and management of acute lower gastrointestinal hemorrhage: a randomized controlled trial. Am J Gastroenterol. 2005 Nov;100(11):2395-402.
11) Villanueva C, Colombo A, et al: Transfusion strategies for acute upper gastrointestinal bleeding. N Engl J Med 2013;368:11-21.

2 胃食道逆流症
[gastroesophageal reflux disease; GERD]

> 極論1　警告徴候がなければPPI，診断的治療でもPPI
> 極論2　PPI投与，じつは「食後」よりも「食前」
> 極論3　無敵のPPIにも「弱点」はある
> 極論4　生活指導でPPIをサポートする
> 極論5　GERDは胸焼けだけではない

極論1　警告徴候がなければPPI，診断的治療でもPPI

　GERD［gastroesophageal reflux disease，胃食道逆流症］の典型的な症状には，胸骨裏に灼熱感を自覚する「胸焼け」と，胃の中身が食道に逆流するような感覚や口や喉の奥が酸っぱく感じる「呑酸」があります（そのほかにも「胸痛」「咽頭違和感」「慢性咳嗽」「喘息発作」「心窩部痛」などのパターンもあり）．患者がこれらの症状を訴えた場合にGERDを疑うわけですが，診断確定のために，全例で上部消化管内視鏡検査や食道pH測定を行う必要はありません．下記のような場合は，GERDと診断して内視鏡検査を行わずに治療を開始して問題ありません．

　① 典型的な症状である胸焼けや呑酸がある
　② 警告徴候がない

ここでいう警告徴候とは，どんなものでしょうか？　一般的には以下を指します．

> - 嚥下障害や嚥下時痛（8章）
> - 吐血や貧血
> - 持続する嘔吐
> - 体重減少

　こうした**警告徴候**があるケースは，必ず内視鏡検査で評価します．また，GERDの症状として**非心臓性胸痛 [non-cardiac chest pain；NCCP]** がありますが，この NCCP と診断する前に（当然といえば，当然ですが）負荷試験等で心血管系の胸痛を「除外」することが前提です．

　GERD に対する第一選択薬は **PPI [proton pump inhibitor，プロトンポンプ阻害薬]** です．さて，この PPI ですが，上記の警告徴候がなければ「無敵」です．典型的な症状（胸焼け，呑酸）がある GERD で，PPI は H_2 受容体拮抗薬（H2RA，H_2 ブロッカーともいう）や消化管運動機能改善薬と比較して症状の有意な改善を認めることが報告されています[1]．内視鏡検査で診断されたびらん性・非びらん性 GERD の初期治療でも同様です[2)3)]．さらに，診断的治療として PPI を投与して 4 週間をめどに症状が改善した場合には，GERD と診断して差し支えないことになっています．

　逆に PPI 投与で症状が改善しない場合でも「GERD を除外する」ことはできません．一種類の PPI で症状が改善しないときに，他種類の PPI に切り替えると「有効」な場合があります．また，1 日 1 回の PPI 投与で症状の改善がないときには，1 日 2 回に増量します［日本ではラベプラゾール（パリエット®）で，1 日 2 回の投与が可能］．こうした PPI 不応例では，警告徴候がなくても PPI 増量前に内視鏡検査を行いましょう．食道炎の程度を把握することと，その他の疾患の除外が主たる目的です．実際，増量したラベプラゾールを投与できるのは，重度の食道粘膜傷害を認める場合に限られています（直視下でしか確認できない）．

　なお，嚥下障害と同様に，PPI を投与したものの GERD 症状が改善しないときの鑑別診断として考えるべき疾患の 1 つに**好酸球性食道炎 [eosinophilic esophagitis；EoE]** があります．詳しくは嚥下障害（8 章のコラム 1）で述べますが，この疾患はまだ日本では広く認知されていないものの，欧米では患者数が増加しています．

極論2　PPI投与，じつは「食後」よりも「食前」

　PPIはほとんどの方が食後に服用するよう処方しているのではないでしょうか．かくいう私も以前は，何の迷いもなく食後服用と処方していました．しかしメカニズムを考えると，PPIは活性化した壁細胞にあるプロトンポンプ（H-K-ATPase）に不可逆的に結合し，その作用を阻害することにより効果を発揮します．その壁細胞は空腹時には5％しか活性化していませんが，食事摂取による刺激を受けると大半の壁細胞が活性化します．このタイミングで血液中にPPIが存在すると，壁細胞の作用の抑制効率が最大限発揮されます．

　さらにPPI錠剤の特性も考慮に入れるようにしましょう．現在日本で販売されているPPIは，酸に不安定であるため，コーティングされた腸溶剤となっています．PPIが小腸から吸収され，血流を介し，胃の壁細胞にあるH-K-ATPaseで作用を発揮するまでの時間を考慮すると，**食前1時間から30分の服用でPPIの最大の効果が期待できます**[4]．また，1回の食事摂取で活性化される壁細胞は全体の60～70％程度のため，酸抑制の効果が最大に達するまでには，約1週間を要します．

　食後のPPI服用でもある程度の効果は期待できますが，**PPI服用で効果が不十分な患者では，薬剤を増量または種類を変更する前に，まずPPIの服用が食前1時間から30分であるかを確認し，そうでなければ内服のタイミングを変更しましょう**．それでも効果が認められなければ，増量や薬剤の変更を考慮します．

極論3　無敵のPPIにも「弱点」はある

　PPIは広く用いられ，比較的安全な薬と考えられていますが，さまざまな副作用が報告されています．PPIと因果関係があるとされる，あるいは関係が疑われている副作用を表1に示します．

表1　PPIとの関連が指摘されている副作用（疑いも含む）

- CDI
- AIN
- CKD
- 誤嚥性肺炎（短期間の使用）
- 顕微鏡的腸炎
- 骨粗鬆症，大腿骨骨折
- マグネシウムの吸収不良
- 肝性脳症
- 小腸粘膜傷害（NSAIDsとの併用）
- 死亡率の増加

CDI (*C.difficile* infection)，AIN (acute interstitial nephritis, 急性間質性腎炎)，CKD (chronic kidney disease, 慢性腎臓病)

① PPIと【*C.difficile*感染症（CDI）】との関連については複数のメタ解析で報告されています[5)〜7)]．抗菌薬の服用歴がなくても，酸抑制薬を服用している場合にCDIを認めることがあります（リスクはH2RAと比較してPPIのほうが高い）．また胃酸分泌抑制により，CDI罹患患者の再発率が上昇することも報告されています．ほかにも例えば，【市中肺炎】のリスクは，特にPPI開始後30日以内で高くなると報告されています[8)]．
② PPIの使用と【骨粗鬆症・骨折】とのリスクも指摘されています．具体的に大腿骨骨折，椎体骨折，さらにすべての骨折のリスクが上昇することがメタ解析で示されています[9)]．特に骨粗鬆症のリスクが高い閉経後の女性，骨粗鬆症のリスク因子をもつ患者では，PPIの使用に関してより慎重になるべきでしょう．
③ PPIと【腎疾患】との関連も指摘されています[10),11)]．薬剤誘発性の間質性腎炎は用量に非依存性に起きます．さらにCKDのリスク上昇が指摘されています[12)]．
④ これらのほかに表1に挙げたように，顕微鏡的腸炎[13)]，肝性脳症[14)]，NSAIDs服用中の患者における小腸粘膜傷害[15)]，死亡率上昇[16)]とPPIとの関連も指摘されています．NSAIDs服用中の小腸粘膜傷害に関しては，PPIの服用により，腸内細菌叢が変化することが病因の1つと考えられています．

さきほどの【極論 1】で GERD の第一選択薬は PPI だと書きました．ただし，こうした PPI の副作用またはその可能性を考慮すると，**PPI の投与期間は必要最小限にすべきです**．外来で診療していると，明確な適応がないにもかかわらず，漫然と PPI が投与されているケースをしばしば目にします．GERD に対する PPI の至適投与期間と用量に関しては確立していない部分がありますが，投与の適応を吟味して本当に継続する必要があるべきかを考慮すべきです．

　PPI の長期投与の弊害については，特に海外では危惧されていて，例えばカナダでは，バレット食道や重症の食道炎以外では，PPI は 4 週間を目処に投与し症状の改善があればオンデマンド療法への移行，または H2RA への切り替えが提案されています[17]．このアプローチのエビデンスレベルは高くありませんが，不必要な PPI の長期投与に警鐘を鳴らすものだと思います．また，アメリカの choosing wisely＊でも，PPI は必要最小限の投与に留めるよう推奨しています．

　国内のルールとして PPI の投与期間については，大きく 2 群に分けて考えます．

① 軽症群（非びらん性 GERD，LA 分類（図 1）Grade A から B のびらん性 GERD）では，PPI を 8 週間投与．その後，オンデマンド療法に移行する
② 重症群（LA 分類 Grade C 以上の重症の粘膜傷害を有する GERD）では，PPI による維持療法を行う

　日本消化器病学会の『日本消化器病学会 胃食道逆流症（GERD）診療ガイドライン 2015（改訂第 2 版）』では，非びらん性 GERD，軽症のびらん性 GERD（LA 分類 Grade A，B に相当）では，再発予防の観点から PPI 投与後にオンデマンド療法へ移行することが推奨されています[18]．オンデマンド療法とは，症状が出現したときに患者の判断で PPI を再開し，症状が消失するまで内服を継続する方法です．

＊choosing wisely とは，医療における「賢い選択」の意．言い換えると「適切な医療を選ぶ」あるいは「不要な医療をやめる」ともいえる．

一方，LA（ロサンゼルス）分類 Grade C 以上の GERD では，内服の中止により食道炎の再発はほぼ確実であること，潰瘍の再発と治癒をくり返すことにより食道狭窄を招くリスクがあることから，期間を定めずに PPI による維持療法を行います．維持療法では，必要最小限の用量で投与します．

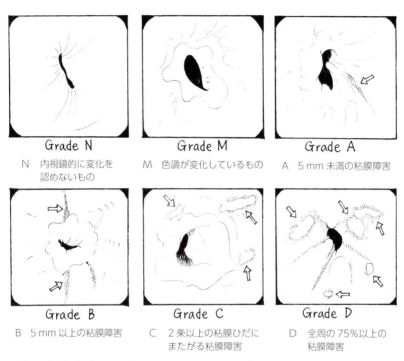

図1　胃食道逆流症の分類（LA分類；ロサンゼルス分類）．Grade N（正常）⇒M⇒A⇒B⇒C⇒D の順に重くなる．一般的に A, B は軽症型，C, D は重症型食道炎

極論4　生活指導でPPIをサポートする

　GERDに対する治療での主体がPPIであることは間違いありませんが，同時に生活習慣の見直しを行います．

GERDにおける患者指導

① 体重減，そして頭側挙上

　過体重があれば，体重減少を試みるべきです．**特に，食道炎の程度と症状が軽く，患者がそれほど困っていない場合には，すぐに薬物療法を開始せず生活習慣の見直しを指導しましょう．**体重減少のほかにベッドの頭側挙上もGERD症状を改善することが知られています[19]．ベッドの頭側挙上に関しては，畳の上に布団を敷いて寝る場合には難しいでしょう．枕だけを極端に高くして仰臥位になると，腹圧を高くしてしまい，かえって胃の内容物を逆流を悪化させてしまうため，逆効果ですので注意しましょう．

② リスク因子を避ける

　GERDの一因と考えられる下部食道括約筋（LES，lower esophageal sphincter）圧の低下を引き起こす因子には，タバコ，チョコレート，炭酸飲料，右側臥位があります[20]．また，食道の酸曝露時間を延長させる因子として，タバコ[21]，アルコール[22]，チョコレート[23]，脂肪食[24]，臥位，右側臥位があります[19]．これらのなかで実際に症状を悪化させることが多いのは，タバコ，アルコール，臥位です[20]．患者への具体的な指導としては，タバコ，アルコール，就寝前2〜3時間以内の食事（特に高脂肪食）を避けるよう指導します．このような指導はGERDのみならず，その他の健康問題の改善にもつながります．

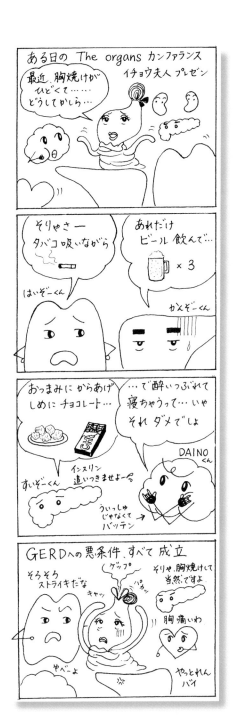

極論5　GERDは胸焼けだけではない

　GERDも単純なものだけではなく，さまざまな合併症が起こります．こうした合併症は大きく食道に関するものと食道外に起きるものに分けられます．

> ● **食道合併症：**
> ・食道炎による食道狭窄
> ・バレット食道
> ・バレット腺癌
>
> ● **食道外合併症：**
> ・慢性咳嗽
> ・慢性咽喉頭炎
> ・喘息
> ・歯牙酸蝕

　バレット食道は有名ですが，そのリスクとして「50歳以上」「男性」「長期間のGERD」「食道裂孔ヘルニア」「中心性肥満」があります[25), 26)]．また，最初の内視鏡検査で食道炎がひどいと確認された場合，バレット食道の有無を正確に評価できないことがあります（PPIによる治療のあとに，内視鏡による再評価が必要）．

　日本人には少ないですが，全周性のバレット食道の長さが3 cm以上ある **long segment Barrett's esophagus（LSBE）** では，バレット腺癌のリスク（アメリカで年0.4％）があるため，定期的な内視鏡による観察が必要となります（コラム1参照）．日本でのバレット腺癌発生率の正確なデータはありませんが，LSBEの頻度が欧米より低いことを考えると，バレット腺癌の発生率はおそらくさらに低いでしょう．ですので，わが国での効果的なサーベイランスの間隔は，現時点で不明です．

　重症のGERDでは，下部食道の狭窄をきたすことがあり，嚥下障害をきたす場合には，内視鏡的に拡張を行う必要が生じます．このような患者では，拡張後もびらん性食道炎と再狭窄を予防するためにPPIの長期投与が必要となります．
　食道外の合併症に挙げた「慢性咳嗽」「慢性咽喉頭炎」「喘息」「歯牙酸蝕」などは，GERDの典型的な症状である胸焼け，呑酸をともなうことが多いですが，非典型的にこのような症状をきたすことを知っておくことは重要です．食道外症状が主症状の場合など，診断と治療に苦慮することはよくあります．さらに食道外症状は，PPI投与で症状の改善をみないことも少なくなく，決定的な治療がないのが現状です．

> **コラム1** バレット食道

日本におけるバレット食道の定義は，『臨床・病理食道癌取扱い規約 第11版』では「バレット上皮（胃から連続性に延びる円柱上皮で，腸上皮化生の有無は問わない）の存在する食道」と定義されています．これに対して，欧米では「特殊腸上皮化生（specialized columnar epithelium）をともなう」ことが必須とされます（確定診断には生検が必要）．

また，バレット食道の診断には食道胃接合部（esophagogastric junction；EGJ）の同定が必要ですが，その定義も国により異なります．日本では「食道の柵状血管の下端をEGJ」とすることが多いですが，欧米では「胃粘膜襞の口側端をEGJ」とします．両者の位置は必ずしも一致しません．こんな感じでバレット食道の定義は国により若干異なるため，論文を読む際は注意が必要です．

バレット食道といっても，すべて一様に扱ってよいわけではありません．本文で触れたように，バレット食道のうち，食道腺癌のリスクが高いのはLSBEです．バレット食道の長さは重要な情報であるため，内視鏡所見では「プラハC&M分類」（日本では単に「プラハ分類」と呼ばれることが多いです）を用いた記載をすることを勧めます（図2）．

- プラハ分類では，EGJを胃粘膜襞の口側端としています．これは重症の逆流性食道炎があると，食道下端の柵状血管の同定が容易でないためです．
- このEGJから測定して，全周性バレット食道の長さ（C）とEGJからバレット食道の最も口側までの距離（M）をcm単位で記載します．

例えば，全周性の長さが2cm，バレット食道の最大長が3.5cmであれば，C2.0/M3.5と記載します．C3.0以上がLSBEです．

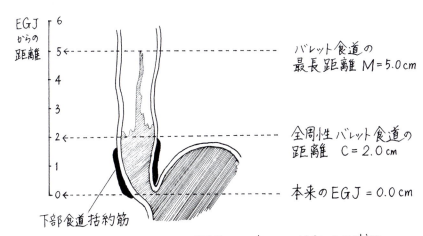

図2　プラハ分類の模式図

筆者談 1　健診でみつかった食道炎

　GERD の内視鏡所見と自覚症状のあいだには強い相関がありません．食道の粘膜傷害を認めても，自覚症状に乏しい患者がいる一方で，粘膜傷害がないにもかかわらず，自覚症状が強い人もいます．日本では人間ドックを含む健康診断で内視鏡検査が行われることも多く，自覚症状が乏しいにもかかわらず，食道炎の所見を認めて外来受診となるケースも珍しくありません．また，極端な例では，オリジナルの LA 分類にはなく，日本で改変され追加された「Grade M（食道粘膜に欠損はないものの，粘膜の白濁などの微小色調変化を認める状態）」と診断され，自覚症状がほとんどない，あるいは本人は症状にそれほど困っていないにもかかわらず，PPI が投与されているケースも見受けられます．

　そもそもこのような患者の多くは，健康診断がなければ外来を受診しないであろう人たちです．①「**日常生活に支障が出るような胸焼け，呑酸がある**」か，②食道に「**粘膜傷害**」「**バレット食道**」「**バレット腺癌**」を認める場合，あるいは③「**その両方がある場合**」が GERD と定義されるので，そのいずれにも該当しない人たちに安易に PPI を処方すべきではありません．内視鏡検査でごくわずかな粘膜傷害を認めても，自覚症状が乏しい人には，生活習慣の改善を指導し，もし肥満や喫煙があれば，体重減少や禁煙を指導したほうが長期的な患者の利益になると思います．もしこのような軽症の患者に PPI を投与するのであれば，4〜8 週間にとどめるべきです．あるいは，PPI が第一選択ではありますが，あえて H2RA を選択することを考慮してもよいかもしれません．

　一方，食道炎の程度が LA 分類 Grade C 以上で食道粘膜傷害が強い場合には，PPI の適応があります．このような人たちは典型的な胸焼け，呑酸をしばしば自覚しているものの，多くは放置しています．このグループでは再発のリスクが高いため，生活習慣改善を指導しつつ PPI の中断には細心の注意を要します．多くは維持療法が必要となりますが，同時に生活習慣の改善を強く指導すべきです．

GERD で押えなくてはいけないポイント

1. 「胸焼け」「呑酸」「警告徴候がない」事例では内視鏡検査は必要なし
2. 警告徴候がなければ，PPI 結構「無敵」
3. PPI は食前服用のほうが胃壁細胞の抑制効率が発揮される
4. PPI と因果関係のある副作用を覚え，不必要な長期投与は控える
5. 「体重減」「頭側挙上」「リスク因子防止」等の患者指導も併用

● 文献

1) Haag S, Holtmann G: Onset of relief of symptoms of gastroesophageal reflux disease: post hoc analysis of two previously published studies comparing pantoprazole 20mg once daily with nizatidine or ranitidine150mg twice daily. Clin Ther. 2010 Apr;32(4):678-90.
2) Chiba N, De Gara CJ, et al: Speed of healing and symptom relief in grade II to IV gastroesophageal reflux disease: a meta-analysis. Gastroenterology. 1997 Jun;112(6):1798-810.
3) Sigterman KE, van Pinxteren B, et al: Short-term treatment with proton pump inhibitors, H2-receptor antagonists and prokinetics for gastro-esophageal reflux disease-like symptoms and endoscopy negative reflux disease. Cochrane Database Syst Rev. 2013 May 31;(5).
4) Katz PO, Gerson LB, et al: Guidelines for the Diagnosis and Management of Gastroesophageal Reflux Disease. Am J Gastroenterol. 2013 Mar;108(3):308-28.
5) Leonard J, Marshall JK, et al: Systematic review of the risk of enteric infection in patients taking acid suppression. Am J Gastroenterol. 2007 Sep;102(9):2047-56.
6) Kwok CS, Arthur AK, et al: Risk of Clostridium difficile infection with acid suppressing drugs and antibiotics: meta-analysis. Am J Gastroenterol. 2012 Jul;107(7):1011-9.
7) Janarthanan S, Ditah I, et al: Clostridium difficile-associated diarrhea and proton pump inhibitor therapy: a meta-analysis. Am J Gastroenterol. 2012 Jul;107(7):1001-10.
8) Sarkar M, Hennessy S, et al: Proton-pump inhibitor use and the risk for community-acquired pneumonia. Ann Intern Med. 2008 Sep 16;149(6):391-8.
9) Yu EW, Bauer SR, et al: Proton pump inhibitors and risk of fractures: a meta-analysis of 11 international studies. Am J Med. 2011 Jun;124(6):519-26.
10) Ra A, Tobe SW: Acute interstitial nephritits due to pantoprazole. Ann Pharmacother. 2004 Jan;38(1):41-5..
11) Geevasinga N, Coleman PL, et al: Proton pump inhibitors and acute interstitial nephritis. Clin Gastroenterol Hepatol. 2006 May;4(5):597-604.
12) Lazarus B, Chen Y, et al: Proton pump inhibitor use and the risk of chronic kidney disease. JAMA Intern Med. 2016 Feb;176(2):238-46.
13) Keszthelyi D, Jansen SV, et al: Proton pump inhibitor use is associated with an increased risk for microscopic colitis: a case-control study. Aliment Pharmacol Ther. 2010 Nov;32(9):1124-8.
14) Tsai C-F, Chen M-H, et al: Proton pump inhibitors increase risk for hepatic encephalopathy in patients with cirrhosis in a population study. Gastroenterology. 2017 Jan;152(1):134-41.
15) Marlicz W, Loniewski I, et al: Nonsteroidal anti-inflammatory drugs, proton pump inhibitors and gastrointestinal injury: contrasting interactions in the stomach and small intestine. Mayo Clin Proc. 2014 Dec;89(12):1699-709.
16) Xie Y, Bowe B, et al: Risk of death among users of Proton Pump Inhibitors: a longitudinal observational cohort study of United States veterans. BMJ Open. 2017 Jul 4;7(6):e015735.
17) Farrell B, Pottie K, et al. Deprescribing proton pump inhibitors. Evidence-based

clinical practice guideline. Can Fam Physician. 2017 May;63(5):354-64.
18) 日本消化器病学会 胃食道逆流症（GERD）診療ガイドライン 2015（改訂第 2 版）pp74-8．
19) Johnson LF, DeMeester TR: Evaluation of elevation of the head of the bed, bethanecol, and antacid form tablets on gastroesophageal reflux. Dig Dis Sci. 1981 Aug;26(8):673-80.
20) Stanciu C, Bennett JR: Effects of posture on gastro-oesophageal reflux. Digestion. 1977 Feb;15(2):104-9.
21) Kaltenbach T, Crockett S, et al: Are lifestyle measures effective in patients with gastroesophageal reflux disease? An evidence-based approach. Arch Intern Med. 2006 May 8;166(9):965-71.
22) Pehl C, Wendl B, et al: Low-proof alcoholic beverages and gastroesophageal reflux. Dig Dis Sci. 1993 Jan;38(1):93-6.
23) Murphy DW, Castell DO: Chocolate and heartburn: evidence of increased esophageal acid exposure after chocolate ingestion. Am J Gastroenterol. 1988 Jun;83(6):633-6.
24) Becker DJ, Sinclair J, et al: A comparison of high and low fat meals on postprandial esophageal acid exposure. Am J Gastroenterol. 1989 Jul;84(7):782-6.
25) Shaheen NJ, Falk GW, et al: ACG clinical guideline: Diagnosis and management of Barrett's esophagus. Am J Gastroenterol. 2016 Jan;111(1):30-50.
26) American Gastroenterological Association, Spechler SJ, et al: American Gastroenterological Association medical position statement on the management of Barrett's esophagus. Gastroenterology. 2011 Mar;140(3):1084-91.

3 消化性潰瘍
[peptic ulcer]

> 極論1　潰瘍の原因はストレス・コーヒーよりも「ピロリ・NSAIDs」
> 極論2　酸分泌の抑制，これ一本で勝負！
> 極論3　みつかったらすぐに「除菌」
> 極論4　悪性病変の除外を忘れない

　消化器内科医にとって，消化性潰瘍はいわば「bread and butter」，日本ならさしづめ「ご飯と味噌汁」のようにありふれた疾患です．多くは上腹部痛などを主訴に外来を受診して，内視鏡検査で消化性潰瘍の診断がつくような場合が多いのですが，救急外来に吐血やタール便，ときには失神などで運ばれて，調べると「潰瘍出血」ということもあり，油断大敵です．なかなか内視鏡で出血を止められず，冷汗を流す経験も随分したものです．

　ただし，私が研修医だった20世紀と比べると，21世紀に入ってからは，ピロリ菌の除菌が普及したためでしょうか，消化性潰瘍に出くわす頻度は減りました．ただ **NSAIDs**［nonsteroidal anti-inflammatory agents，**非ステロイド系抗炎症薬**］による潰瘍は依然として問題です（自覚症状に乏しく，吐下血や鉄欠乏性貧血で発見されることが多い）．併存疾患をいくつももつ高齢者が，NSAIDsを服用していきなり吐下血で搬送されてくる，なんてことは今でも消化器内科医にとって日常です．

　本章では，そんな消化性潰瘍の「現在」について詳しく説明していきます．

極論 1　潰瘍の原因はストレス・コーヒーよりも「ピロリ・NSAIDs」

　消化性潰瘍の原因としてこれまで教科書的には，ストレス，飲酒，コーヒー，香辛料などが挙げられていました．胃が痛いという人にも，ストレスやコーヒーを避けてくださいなどというアドバイスをすることも多かったかと思います．が，これは *Helicobacter pylori*（HP）が発見される前の話です．現在は

このどれもが関係ない

と考えられています（なので，明日から外来でも対応を変えてください）．

　2018年現在，消化性潰瘍の二大原因はHP感染とNSAIDsの服用に集約されています．ですので，消化性潰瘍を疑う患者に遭遇したら，HP検査の既往と除菌歴，さらにNSAIDsの服用がないかを，まず最優先で確認しましょう（職場のストレスのこと，問診などは「後回し」です）．NSAIDsは市販薬でも入手可能ですので細かく確認が必要です．HP感染については，自治体で行なっている検診や人間ドックで調べられていることもあります．潰瘍の診断がつけば，当然NSAIDsは可能であれば「中止」し，HP感染があれば「除菌」します．

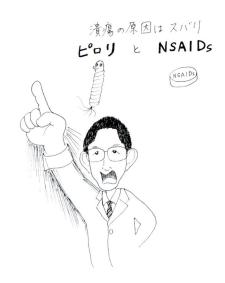

1 確定診断に内視鏡検査は必須か…？

消化性潰瘍以外でも上腹部痛を引き起こす疾患は多く，9章で述べる機能性ディスペプシア等もその代表的な疾患です．潰瘍であることを確認するためには，内視鏡検査で直接みてしまうのが手っ取り早いですが（実際わが国の医療現場ではためらうことなく，内視鏡検査が行われることも多いですが…），ここではアメリカのやり方を引き合いに出してみましょう．

アメリカの内視鏡アプローチ

- アメリカでは上腹部症状の精査を受けたことのない患者でも【警告徴候】がなければ，HP 感染を調べて陽性なら治療する「test and treat」のアプローチが推奨されています（つまり内視鏡検査は必須ではない）[1]
- 警告徴候というのは，持続する嘔吐，貧血，吐血，下血，体重減少，消化性潰瘍の既往などです
- ただし，この「test and treat」が適応となるのは 60 歳未満に限ります

日本の内視鏡アプローチ

- 一方，日本の保険診療の枠組みのなかでは内視鏡検査をして HP に関連する疾患の診断が確定していなければ，HP の検査ができないのです
- HP 関連疾患として挙げられているのは，消化性潰瘍のほかに萎縮性胃炎，MALT リンパ腫，早期胃癌の内視鏡治療後などです
- 消化性潰瘍の場合は X 線造影検査でも OK ですが，X 線で潰瘍がみつかれば，いずれにしても間違いなく内視鏡検査を行うことになるでしょう

よって，日本の保険診療の枠組みでは「test and treat」のアプローチは成り立ちません．上部内視鏡検査の点数も 2017 年現在 1,140 点ですから，欧米ほどコスパが悪いわけでもありません（米国での上部内視鏡のコストは 15 〜 50 万円相当

［MDSave より］）．だからといって，全例に内視鏡検査を行うのは現実的ではありません．この本のなかでの話ですが，以下のようにリスクに応じて内視鏡を行うのが一般的でしょう．

【「極論版」内視鏡検査適応】

- 【警告徴候】あり
- 持続する上腹部痛（暫定診断のあと，H2RA・PPI を 2 週間投与して改善しない場合）
- 再発性の上腹部痛
- 50 歳以上の患者（日本で胃癌の有病率が高くなる世代）の上腹部症状の訴えあり
- 40 歳以上の患者で過去に内視鏡検査を受けたことがない場合
  （HP の感染率が比較的高くなる世代）

なお，下の 2 つ（50 歳以上と 40 歳以上初見例）はかなり踏み込んだ適応判断になります．患者の負担，医療経済的な観点からも無駄な検査を行うべきではありませんが，欧米に比べて胃癌の罹患率が高い日本では，内視鏡検査を行う閾値を下げざるを得ません．もし，H2RA（ヒスタミン H_2 受容体拮抗薬）・PPI（プロトンポンプ阻害薬）で症状が改善して内視鏡検査を行わない場合には，カルテ上で「精査をしていない上腹部痛（uninvestigated dyspepsia）」とわかるようにしておきます．そして，もし患者が再度上腹部症状を訴えて受診したら，即内視鏡検査です．

> 整理しておきますが，40 歳以上初見例に関して，【警告徴候】がなければ，まず治療をして改善がなければ，【内視鏡検査】というアプローチでも全く問題ありません．ただし，私が消化器内科医であるため，上腹部症状を訴えて受診する患者の多くは，「症状が心配で内視鏡検査で調べてほしい」という隠された受診動機があることと，前述のとおり，内視鏡検査で HP 感染胃炎を疑わない限り，HP 感染の検査ができないという日本の特殊な事情があり，この年代から内視鏡検査を考慮はしています．

2 HPの検査は，どれを選択すべきか…？

　さて，内視鏡検査を行なって消化性潰瘍を認めた場合（ほかに萎縮性胃炎，MALTリンパ腫などでもそうですが），HP感染の有無を調べることになります．複数あるHP感染の診断法のうちどれを選択すべきでしょうか…？

　診断法には大きく内視鏡検査を必要とするものと，そうでないものがあります．表1[2),3)]にそれぞれの特徴を示しました．ご覧のとおり，内視鏡検査で消化性潰瘍を認めた場合，同時に検査を行うのであれば，**迅速ウレアーゼ試験が簡便で精度も優れています**．ただし，以下の2つのことは気をつけてください．

<u>注意事項①</u>
PPIやボノプラザンは検査前の少なくとも2週間，抗菌薬は4週間のあいだは休止している必要があります（尿素呼気試験，便中HP抗原も同様）．もしすでにこれらの投薬がなされていたら，<u>血清抗HP抗体</u>を調べるか，潰瘍の治療後2週間以上経過してから<u>尿素呼気試験</u>で感染の有無を確認します[4)]．

<u>注意事項②</u>
消化管出血症例では迅速ウレアーゼ試験の感度が低下すると報告されています[5)]．出血性潰瘍の症例でHP感染が強く疑われるにもかかわらず，迅速ウレアーゼ試験が「陰性」であれば，血清抗体で確認します（このようなケースでは間違いなく抗潰瘍薬が投与されているので，尿素呼気試験や便中HP抗原は適しません）．

表1 *Helicobacter pylori* 感染の検査 ［文献 2），3）より作成］

検査	長所	短所	感度	特異度
内視鏡による生検組織を必要とする検査				
迅速ウレアーゼ試験	・迅速，簡便で精度が高い	・検査結果の保存ができない ・PPI 投与中または最近の抗菌薬の使用で偽陰性	除菌前：85～95% 除菌後：61～100%	除菌前：95～100% 除菌後：91～100%
鏡検法	・検査結果の保存が可能 ・HP 感染の確認のほかに，組織診断を行える ・coccoid form の診断も可能	・熟練した検者が必要	HE 染色：47～99% ギムザ染色：87～96%	HE 染色：72～100% ギムザ染色：79～99%
培養法	・特異度に優れる ・菌の保存が可能で，抗菌薬の感受性検査を施行できる	・感度にばらつきがある ・判定までに 5～7 日間を要する	68～98%	100%

検査	長所	短所	感度	特異度
内視鏡による生検組織を必要としない検査				
尿素呼気試験	・非侵襲的 ・簡便で感度，特異度ともに優れる ・除菌判定にも有用	・PPI や抗菌薬の服用により偽陰性あり	除菌前：95～98% 除菌後：95%	除菌前：95～97% 除菌後：95%
血清抗 HP 抗体測定	・簡便 ・潰瘍治療薬の服用中，服用中止直後，および菌体密度が低下している病態（高度の萎縮性胃炎，MALT リンパ腫）で有用	・除菌判定には適さない ・陰性高値で約 20%の偽陰性	91～100%	50～91%
便中 HP 抗原測定	・簡便 ・感度，特異度ともに優れる ・除菌判定に有用	・PPI や抗菌薬服用により偽陰性になることがある	治療前：96% 治療後：95%	治療前：97% 治療後：97%

3 NSAIDs 潰瘍の好発部位とリスク因子

HPのほか，もう1つの大きな原因であるNSAIDs（表2）がかかわる潰瘍の好発部位は胃前庭部です．内視鏡検査をして，背景の胃粘膜にHP感染を疑わせる所見がなく（コラム1参照），前庭部に潰瘍を認める場合（しばしば多発）には，改めて患者がNSAIDsを服用していないかを確認します（市販の痛み止めも含めて）．

表2 NSAIDsの種類

分類	商品名	一般名
サリチル酸系	バファリン®	アスピリン
アントラニル酸系	ポンタール®	メフェナム酸
プロピオン酸系	ブルフェン®	イブプロフェン
	ナイキサン®	ナプロキセン
	ロキソニン®	ロキソプロフェン
	ロピオン®	フルルビプロフェン
アリール酢酸系	ボルタレン®	ジクロフェナク
	インテバン®	インドメタシン
	ハイペン®	エトドラク
	クリノリル®	スリンダク
オキシカム系	モービック®	メロキシカム
コキシブ系	セレコックス®	セレコキシブ

なお，NSAIDs潰瘍のリスク因子には，以下のようなものがあります．

NSAIDs潰瘍のリスク因子

- 年齢65歳以上
- 消化管出血の既往
- 抗血栓薬（アスピリン，ワルファリン，NOAC/DOAC等）の使用
- ステロイド剤の使用

過去には，ステロイドが消化性潰瘍の単独のリスク因子とされていましたが，今ではステロイド投与だけではリスク因子にならないと考えられています[6]．**消化性潰瘍のリスクが上昇するのは，あくまでもNSAIDsとステロイドが併用されたときです．**

> **コラム1** HP 感染胃の内視鏡所見

内視鏡検査で消化性潰瘍を認めたら HP 感染の有無をチェックしますが，それ以外に HP 感染が疑われる内視鏡所見があります．以下に挙げるような所見を認めたら HP 感染を疑って HP 感染の有無を調べましょう．

- 胃粘膜の萎縮
- 腸上皮化生
- びまん性発赤
- 黄色腫
- ひだの腫大・蛇行
- 白濁した粘液
- 過形成性ポリープ
- 前庭部を中心とした鳥肌胃炎
- 胃穹隆部から体部にかけての点状発赤

これらの所見の一部は除菌後でも認められます．そのため，内視鏡検査前に HP 除菌歴を確認することが重要です．また，胃底腺ポリープや胃体下部小弯から胃角小弯の RAC (regular arrangement of collecting venules) の存在は HP 感染の可能性が低いと考えられる所見です．

極論2　酸分泌の抑制，これ一本で勝負！

日本ほど胃薬の種類が豊富な国はないかもしれませんが，潰瘍の治療に関してはそれほど迷う必要はありません．**治療の第一選択は PPI です**．PPI のほうが H2RA より潰瘍治癒が早いと結論は出ています[7)〜10)]．なお，防御因子増強薬等の併用による上乗せ効果は存在しませんので[11)]，何となく消化性潰瘍の治療に複数の薬を処方する習慣があるようでしたら，その習慣はすぐ見直しましょう．

PPI の副作用が出て継続できない，あるいは PPI にアレルギーがある場合（稀ですが存在します）などは H2RA が次の選択肢となります．H2RA に関しては，エビデンスレベルは高くないものの，防御因子増強薬との併用が有効であるという報告があります[12)]．

---

*脳梗塞・心筋梗塞の発症 30 日以内に LDA を中止すると再発リスク 5〜7 倍，それ以降でも再発リスク 2〜3 倍程度．

1 NSAIDs潰瘍で気をつけるべきこと

　NSAIDs潰瘍の場合，まず当然NSAIDs中止です．NSAIDsによる治療がどうしても必要な場合は，COX-2選択的阻害薬に切り替える，あるいはPPI・ミソプロストールを併用します．ただし，COX-2選択的阻害薬は心血管系イベントのリスクが上昇するため，虚血性心疾患の症例では避けるべきです．あとミソプロストールには下痢の副作用があります．

　虚血性心疾患で広く用いられる低用量アスピリン（low-dose aspirin；LDA）による消化性潰瘍の治療と再発予防の第一選択もPPIです．ただし，LDAは脳心血管疾患の二次予防目的で服用されており，中止ハイリスクと考えられるケースがほとんどですので*，**潰瘍を合併しても原則休薬はせずにPPIで治療します**[13]．

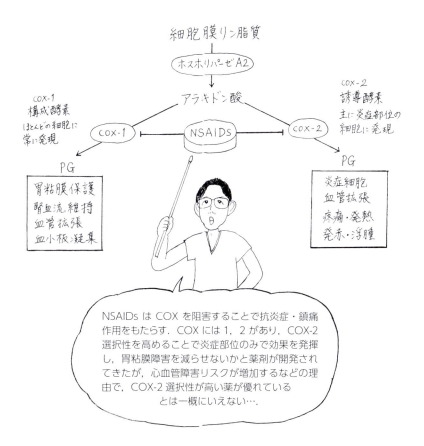

2 潰瘍の予防措置は,いつ取るべきか…?

NSAIDs潰瘍の予防は一次予防(NSAIDs潰瘍の既往なし)と二次予防(NSAIDs潰瘍の既往あり)に分けて考えます.

ここから数ページは,まず一次予防についてです.長期にNSAIDs(LDAを含む)を投与する予定があるとき,一般的には以下の手法で予防を進めます:

- 過去に消化性潰瘍の既往があれば(これがNSAIDs潰瘍と断定できなければ),まずHP感染を調べ,陽性であれば除菌.
- 消化性潰瘍の既往がなくても,HP感染がある場合に除菌をすると,潰瘍の発症を減らすことができます.日本ではいきなりHPの検査ができないので,上腹部症状などがあり上部消化管内視鏡検査を行い,HP感染胃炎を認めた場合などが該当します.
- すでにNSAIDsを服用していて合併症がないような方は,HP感染を調べる意義はありません(除菌をしても潰瘍の予防効果はありません)[12].

- 非常に残念ですが,先に挙げた高リスク群を含めて,NSAIDs潰瘍の一次予防で保険適応が通っている薬剤はありません.NSAIDsの長期服用患者における消化性潰瘍の予防ではPPI,プロスタグランジン製剤,高用量H2RAが有効であるとされます[14].これらは日本のガイドラインでも推奨されています.しかし日本でこれらの薬剤をもし一次予防で投与するなら,詳記で対応するしかありません(認められない可能性もありますが).

次に二次予防です.こちらは,以下のような手法で進めます:

- NSAIDs潰瘍の二次予防はPPIが第一選択です.PPIは消化性潰瘍(NSAIDs潰瘍に限らない)の既往がある患者に対する再発予防目的での保険適応があります(用量に注意).
- HP陽性であれば,除菌を推奨します.

もう1つ潰瘍に対する予防投与を考慮すべき状況がストレス潰瘍です.生活のストレスは潰瘍の原因ではないと冒頭述べましたが,ICU患者のような極度に大きなストレスを受ける場合には潰瘍や消化管出血が問題になります(消化管の血流減少と胃粘膜の防御機構の破綻が関与).このストレス潰瘍の好発部位は胃穹窿

部から胃体部で多発する傾向にあります(NSAIDs潰瘍の反対側).しかし一方で,PPIやH2RAは胃のpHを上げることにより院内発症の肺炎のリスクが上がるため,予防投与は症例を限定して行います.

では,具体的にみていきましょう.ストレス潰瘍による消化管出血の二大リスクは以下になります.[15]

- 48時間以上の人工呼吸器使用
- 血液凝固異常（血小板数＜ 50,000 または PT-INR ＞ 1.5）

このようなリスクをもつ患者では,ストレス潰瘍の予防を考え,PPIまたは高用量H2RAを投与すべきです.なお,スクラルファートはストレス潰瘍の予防効果が小さいため推奨されません.その他のストレス潰瘍のリスク因子には,以下があります[16].

その他のストレス潰瘍のリスク因子

- 消化性潰瘍の既往
- 急性腎不全
- 急性肝不全
- 敗血症
- 重度の火傷
- ステロイド療法（ハイドロコルチゾン 250 mg/ 日以上）
- 重度の頭部外傷・脊髄損傷

極論3　みつかったらすぐに「除菌」

　消化性潰瘍患者でHP感染が陽性の場合，その除菌のタイミングは**なるべく早く**です（**除菌により潰瘍の治癒**は促進される）．その後にPPI投与を決められた期間行います（十二指腸潰瘍なら6週，胃潰瘍は8週間）．除菌をせずにPPIで潰瘍の治療をした場合にも，引き続いてHPの除菌を行います（除菌前のPPI投与により除菌の成功率は影響を受けない）[17]．

　では，NSAIDs潰瘍でHPも陽性のときはどうでしょう？　NSAIDsを継続した状況ではHP除菌をしても潰瘍の治癒は促進されません[18, 19]．そればかりか，除菌により潰瘍治癒を遅延したという報告があるためか（1つだけで，同様の報告はその後もありません）[20]，日本の診療ガイドラインではHP除菌を行わずにPPIで治療することを提案しています（除菌は潰瘍の治療後に行う）．NSAIDs潰瘍および潰瘍出血の合併症は，HP非感染者と比較してHP感染者で多いので，このような患者でHP除菌はぜひ行うべきです．除菌が潰瘍の治癒を促進しないのであれば，潰瘍治療後に除菌を行うことには一理あります．ただし，除菌を忘れてしまうくらいなら「潰瘍とHP感染の診断がついた時点で除菌をしてよい」と個人的には考えます（少なくとも文献20）のような報告が再び出てくるまでは…）．

極論4　悪性病変の除外を忘れない

　非HP感染・非NSAIDs消化性潰瘍の頻度は，胃潰瘍の1～5％，十二指腸潰瘍の2％以下とされ[12]，日本での頻度はかなり少なくなります．ですので，くり返しになりますが，**HP感染検査の偽陰性の可能性**や**患者のNSAIDs服用の申告忘れ**がないかをチェックすることは大事です．

そうした細かいチェックを行ったうえで，この二大原因があてはまらない場合は表3[21]のようなところを考えます．この表のなかで，

胃癌は，絶対に忘れてはいけない原因

です．加えてHP感染は胃癌やMALTリンパ腫のリスクであることも思い出してください．このような理由から，非HP感染・非NSAIDs胃潰瘍の場合は，最初の内視鏡検査で通常生検を行います．その結果が「良性」であっても，潰瘍治

表3　非HP感染・非NSAIDs消化性潰瘍の原因［文献21）より一部改変］

感染
サイトメガロウイルス
単純ヘルペスウイルス
H.heilmannii
梅毒

薬剤／毒素
ビスホスホネート
化学療法
クロピドグレル
クラック・コカイン
糖質コルチコイド（NSAIDsと併用したとき）
ミコフェノール酸モフェチル
塩化カリウム

その他
Zollinger-Ellison症候群
ストレス潰瘍
骨髄増殖性疾患における好塩基球増加
全身性肥満細胞症
十二指腸閉塞（例：輪状膵）
浸潤性疾患（胃癌など）
虚血
放射線療法
サルコイドーシス
クローン病
特発性酸過多状態

HP：*Helicobacter pylori*

療が終了するタイミングの2～3カ月後に**必ず潰瘍の治癒を内視鏡検査で確認しましょう**．PPIにより一見潰瘍が治癒しているようにみえても，「集中するひだの途絶」「ひだ先端の太まりや癒合」「不整形の陥凹」など悪性病変を示唆する所見が残る場合があります．初回のとき以上に注意深い観察をして，そのような所見を見逃さないようにします．

また，最初の内視鏡検査で悪性病変が強く疑われるにもかかわらず，生検結果が「良性」である場合には，2～3カ月待たないで早めに再検を行うべきです．最初の検査時に消化管出血や凝固能異常などの理由で生検がされなかった場合にも，後日に生検を含めた再検が必要です．

その一方で，十二指腸潰瘍の場合，悪性病変は稀です．そのため，内視鏡所見から悪性潰瘍を強く疑わない限り，ルーチンでフォローアップの内視鏡検査は不要です．

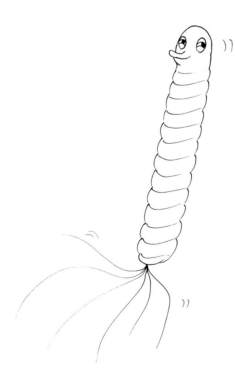

消化器的には確かにオレは悪者だが全人的には果たしてどうか…．極論 感染症内科も持っているキミ，P86 コラム1も読んでくれたまえ!!

消化性潰瘍で押えなくてはいけないポイント

1. 消化性潰瘍の二大原因はHP感染とNSAIDs
2. 日米の内視鏡アプローチを踏まえて,【極論版】アプローチを一考しよう
3. HP検査は,迅速ウレアーゼ試験がベター
4. HPの除菌のタイミングはなるべく早く
5. 二大原因のほかに「胃癌」を見落とさない

●文献

1) Chey WD, Leontiadis GI, et al: ACG Clinical Guideline: Treatment of Helicobacter pylori Infection. Am J Gastroenterol. 2017 Feb;112(2):212-39.
2) McColl KE: Helicobacter pylori Infection. N Engl J Med 2010; 362: 1597-604.
3) ヘリコバクター・ピロリ感染胃炎の診断と治療. 日本ヘリコバクター学会誌. 2013, supplement.
4) World Gastroenterology Organisation Global Guidelines: Helicobacter pylori in developing countries (http://www.worldgastroenterology.org/guidelines/global-guidelines/helicobacter-pylori-in-developing-countries/helicobacter-pylori-in-developing-countries-english).
5) Gisbert JP, Abraira V: Accuracy of Helicobacter pylori Diagnostic Tests in Patients with Bleeding Peptic Ulcer: A Systematic Review and Meta-analysis. Am J Gastroenterol. 2006 Apr;101(4):848-63.
6) Piper JM, Ray WA, et al: Corticosteroid use and peptic ulcer disease: Role of nonsteroidal anti-inflammatory drugs. Ann Intern Med. 1991 May 1;114(9):735-40.
7) Di Mario F, Battaglia G, et al: Short-term treatment of gastric ulcer: a meta-analytical evaluation of blind trials. Dig Dis Sci. 1996 Jun;41(6):1108-31.
8) Eriksson S, Langstrom G, et al: Omeprazole and H2-receptor antagonists in the acute treatment of duodenal ulcer, gastric ulcer and reflux oesophagitis: a meta-analysis. Eur J Gastroenterol Hepatol. 1995 May;7(5):467-75.
9) Salas M, Ward A, et al: Are proton pump inhibitors the first choice for acute treatment of gastric ulcers? a meta analysis of randomized clinical trials. BMC Gastroenterol. 2002 Jul 15;2:17.
10) Tunis SR, Sheinhait LA, et al: Lansoprazole compared with histamine2-receptor antagonists in healing gastric ulcers: a meta-analysis. Clin Ther. 1997 Jul-Aug;19(4):743-57.
11) 宮原 透, 勝 健一, 他: 消化性潰瘍に対するLansoprazole単独投与と粘膜防御因子増強併用投与の比較検討. 薬理と治療, 1997;25: 2557-68.

12) 日本消化器病学会（編）: 消化性潰瘍診療ガイドライン 2015（改訂第2版）. 2015, 南江堂.
13) Liu CP, Chen WC, et al: Esomeprazole alone compared with esomeprazole plus aspirin for the treatment of aspirin-related peptic ulcers. Am J Gastroenterol. 2012 Jul;107(7):1022-9.
14) Hooper L, Brown TJ, et al: The effectiveness of five strategies for the prevention of gastrointestinal toxicity induced by non-steroidal anti-inflammatory drugs: systematic review. BMJ. 2004 Oct 23;329(7472):948.
15) Cook DJ, Fuller HD, et al: Risk factors for gastrointestinal bleeding in critically ill patients. Canadian Critical Care Trials Group. N Engl J Med. 1994 Feb 10;330(6):377-81.
16) Moss SF, Harris AD: Chapter 2. Acid Diseases of the Stomach. In Digestive Diseases Self-Education Program. Sweetser S. Ed. AGA Institute Education. 2016.
17) Janssen MJ, Laheij RJ, et al: Meta-analysis: the influence of pre-treatment with a proton pump inhibitor on Helicobacter pylori eradication. Aliment Pharmacol Ther. 2005 Feb 15;21(4):341-5.
18) Bianchi PG, Parente F, et al: Role of Helicobacter pylori in ulcer healing and recurrence of gastric and duodenal ulcers in long term NSAID users: response to omeprazole dual therapy. Gut. 1996 Jul;39(1):22-6.
19) Chan FK, Sung JJ, et al: Does eradication of Helicobacter pylori impair healing of nonsteroidal anti-inflammatory drug associated bleeding peptic ulcers? A prospective randomized study. Aliment Pharmacol Ther. 1998 Dec;12(12):1201-5.
20) Hawkey CJ, Tulassay Z, et al: Randomized controlled trial of Helicobacter pylori eradication in patients on non-steroidal anti-inflammatory drugs: HELP NSAIDs study. Helicobacter Eradication for Lesion Prevention. Lancet. 1998 Sep 26;352(9133):1016-21.
21) Del Valle J: Chapter 14 Peptic Ulcer Disease and Related Disorders. In Harrison's Gastroenterology and Hepatology. 2nd Ed.（電子版）Longo DL, Fauci AS. Ed. 2013, McGraw-Hill Education.

4 胆石関連疾患
[gallstone disease]

- 極論1　癪は胆石か…？
- 極論2　無症候であれば，経過観察もしない
- 極論3　結石がなくても胆嚢炎は起きる
- 極論4　急性胆管炎はとにかく狭窄の解除

極論1　癪は胆石か…？

　時代劇で用いられる台詞に「持病の癪が…」というのがあります．よく道中でお腹のあたりを抑え込んで座り込んだりしている，アレです．なんとなく現代の内科医として，癪は胆石発作がうまく当てはまるような気がします．①場所的にも（上腹部），②タイミング的にも（食後），③性状的にも（間欠的）にもしっくり来るような気がしますが，どうでしょうか…？

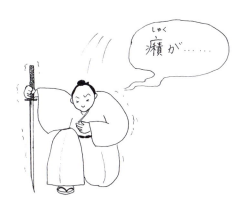

第4章　胆石関連疾患　43

1 胆石発作は「疝痛…?」

「**胆道疝痛 (biliary colic)**」という言葉があります.「疝痛」というのは,管腔が閉塞し,その中枢側が周期性に強く収縮するときに生じる痛みで,波がある間欠的な痛みが特徴です.例えば,尿管結石の場合,尿管に結石がつまり,その石の中枢側が強く収縮するときに生じる痛みがその好例です.

胆石発作も胆嚢結石が胆嚢管に嵌頓(かんとん)することにより生じるので,同じような間欠痛になるとよく**間違われ**ます.胆嚢壁は筋成分が少なくあまり強く収縮できません.なので,胆石発作では胆嚢内圧が15〜30分くらいで高まったあとは持続的な鈍痛として自覚されます(図1)[1].ですので「胆道疝痛」という表現は厳密には間違っているので注意してください(結石の嵌頓が解除されると,痛みは徐々に改善しますが…).一般的に痛みの持続時間は3時間程度のことが多く,**5〜6時間を超える場合,あるいは発熱をともなう場合には「急性胆嚢炎の合併」を考えるべき**です.

さらに教科書的には胆石発作は胆嚢の収縮が誘発される脂っこい食事のあとに起きやすいとされますが,じつは特に誘引なく,ときには就寝中等に疼痛発作が起きることも少なくありません.

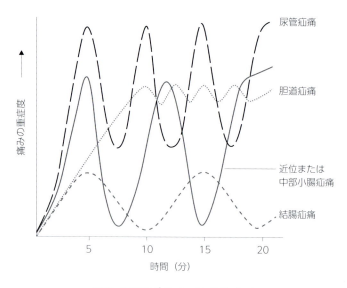

図1 疝痛のパターン[文献1)より]

2 痛みが「胆石と関係あるのか…？」が問題

痛みの部位は心窩部から右上腹部が多いですが（右肩に放散），左上腹部や右下腹部のように，すぐには胆石発作を疑わない部位に痛みを訴えることがあることを頭の片隅に置いておいてください．典型的な胆石発作であれば迷うこともないのですが，悩ましいのは

**胆嚢結石をもつ患者が上腹部症状を訴え，
それが非典型的な場合**

です．例えば，腹部膨満感や食後の不快感などは胆石発作とは考えられません．症状をよく確認しないで胆嚢摘出しても，手術のあとも症状が全くよくなりません．患者の訴える症状が胆石か迷ったら，次の項目を確認しましょう．

「患者の症状が胆石か…？」と迷ったら

- 痛みの始まり：胆石発作は「急性発作」です．始まりが緩徐の場合，他の疾患を考えるべきです
- 痛みの性状：「持続性の鈍痛」です．尿管結石のような波のある痛みではありません
- 経　過：15～30分で痛みはピークに達して，3時間程度持続します．長くても6時間を超えるような長い痛みはありません．また，数秒～10分程度の持続が短い痛みの場合も，胆石発作以外の原因を考えます
- 誘発因子：食事，特に脂肪の多い食事で誘発されることが多いですが，食事と関係なく夜間に出現することもあるため，食事との関係は参考程度にとどめます
- 軽快因子：痛みを軽快する因子はありません．排ガスや排便で改善する場合には，他の疾患の可能性を考えます
- 放散痛：右肩から右肩甲骨に放散を認めることがあります．この放散痛の部位には触診で痛みを訴えません
- 随伴症状：「嘔気」「嘔吐」「冷汗」をともなうことがありますが，胆石発作では発熱はありません．「発熱」があるときには，胆嚢炎を疑います

さて，ところで冒頭の「癪」ですが，これは原因がわからない胸腹部の激痛をともなう内臓疾患をまとめて一括していた俗称だそうです．おそらくは今でいうところの「心筋梗塞・狭心症」「胃炎・胃潰瘍」「虫垂炎」，そして「胆石」などがすべて含まれていたのではないかと考えられています．現代からみると随分乱暴な感じですが，少なくとも胆石に関しては，上記でなんとか勘所を押さえられそうです．上に挙げた特徴がすべて揃うことはそれほどありませんが，痛みの始まりが急で上腹部に30分以上続く中等度以上の持続性の痛みがあれば，「胆石発作」を強く疑います．

その他の項目も参考になりますが，私は痛みの「経過」「部位」「性状」に重きを置いて判断します．胆石発作の段階では，特徴的な身体所見や検査所見はないので，「病歴」が"肝"になります．痛みが非典型的であるときには，胆石以外の原因を考えて精査を行いましょう．

3 NSAIDsはオピオイドと同等

急性胆嚢炎［acute cholecystitis］などの合併症がない限り，胆石発作の治療は疼痛のコントロールが主体となります（そのあとは，【極論2】で述べるように手術を考慮します）．その際に**まず投与する薬剤はNSAIDs（非ステロイド系抗炎症薬）**です．胆石発作に対するNSAIDsとオピオイドの比較では，驚くべきことに効果は同等でNSAIDsのほうが副作用の発生が少ないとされます[2]．また，わが国ではしばしばブチルスコポラミンをはじめとする鎮痙薬を投与しますが，このブスコパン®との比較もNSAIDsのほうが鎮痛効果に優れ，急性胆嚢炎への進行の割合も低いことがわかっています[3]．

急性胆嚢炎の発症にはまずプロスタグランジンが関与し，細菌感染は二次的なものと考えられています．その点でもNSAIDsの投与は理にかなっています．ただし，これらの研究では注射薬が使用されていることに注意してください．胆石発作時に嘔気を催すこともあるため，発作時の対応用に患者に処方するのであれば，NSAIDsの坐薬を選択するのがよいでしょう．

極論2　無症候であれば，経過観察もしない

1 無症候性胆嚢結石の自然歴は？

　胆嚢結石が存在しても，無症候のまま経過することがほとんどです．発作の発症はおおよそ5年間に年2%の率で発生し，積算でも10年間で15%，20年間で18%でした[4]．そのため無症候性の胆嚢結石は治療の対象になりません（例外は下記です）．

【無症候性胆嚢結石で，例外的に手術の適応があるもの】

- 磁器様胆嚢（胆嚢癌のリスクが高い）
- 胆嚢内が結石で充満し腫瘍の併存が否定できない（通常3 cmを超える大きな結石）
- 胆嚢腺腫またはそれを疑う10 mm以上の胆嚢ポリープが存在する場合
- 膵胆管合流異常を合併する場合（胆嚢癌のリスク）

　糖尿病患者が胆嚢結石をもつ場合，合併症のリスクが高いと従来は考えられていました．しかし，胆嚢結石をもつ糖尿病患者と非糖尿病患者を追跡すると，胆石発作の起きる割合と胆石合併症の発生率には有意な差はなく[5]，そのため糖尿病であっても予防的な胆嚢切除の適応はありません．
　また，当然ながら健診などで胆嚢結石を指摘されても，症状がなければ治療の対象にはなりません．さらに無症候の胆嚢結石を定期的に経過観察する必要もありません．症状が出現したら医療機関を受診するよう指導します．

2 発作があると,再発する可能性は高い

　一度でも発作を起こすと,そのあとに発作を起こす可能性は高くなり,胆石による合併症を引き起こすリスクが急上昇します.ある報告では,一度胆石発作を起こした人の約7割が2年以内に再度発作を起こしたとされます[6].さらに胆石発作を起こした患者が胆石による合併症（急性胆嚢炎,急性胆管炎,急性膵炎）を起こすリスクは年に1〜2%と推測されています[7].これらの合併症は胆石発作のみと比較すると重症化しやすいため,

**　　一度でも発作があったら原則として胆嚢摘出を考えるべきです.**

手術をためらう患者もいますが,胆嚢炎,胆管炎,膵炎のリスクを理解してもらう必要があります.年齢や併存疾患などのため,全身麻酔下に手術を行うリスクが非常に高い場合には手術を見送って,急性胆嚢炎が起きたときには,胆嚢ドレナージで乗り切ることもあります.

極論3　結石がなくても胆嚢炎は起きる

　ほとんどの急性胆嚢炎は胆嚢結石に合併しますが，結石がなくて起きる「**無石胆嚢炎（acalculous cholecystitis）**」というものもあります．これは同じ胆嚢炎でも，胆石に合併した胆嚢炎とは全く異なります．

- 無石胆嚢炎は急性胆嚢炎の5～10％でみられると報告されています．
- 外科手術後，外傷，火傷などで中心静脈栄養（TPN）を受けている患者や，結節性多発動脈炎などの血管炎をもつ患者でみられます．胆道系のうっ滞，胆嚢の虚血や化学的炎症が関与していると考えられています．
- 胆嚢結石は女性に多い疾患ですが，無石胆嚢炎は中高年の男性に多くみられます．
- 無石胆嚢炎の多くは入院患者，特に集中治療室に入院しているような重症患者でみられるため，患者が典型的な上腹部痛を訴える（訴えられる）ことは少なく，しばしば不明熱，白血球増多，CRP上昇，敗血症を契機に発見されます．
- 死亡率は10～50％にも上ります（胆嚢結石に合併した胆嚢炎の死亡率は1％程度）

　ICUの患者でみられる発熱やCRP上昇の原因にはさまざまなものがありますが，鑑別診断の1つとして無石胆嚢炎を忘れないようにしましょう．無石胆嚢炎を見逃すと，壊疽性胆嚢炎，胆嚢穿孔から腹膜炎に至り，重篤な転帰をとることになります．

無石胆嚢炎を疑ったら，まず行うべき検査は超音波検査です．

ほとんどの患者が禁食のため胆嚢が腫大していることが多いですが，胆嚢壁が4 mm以上に肥厚し同部に圧痛を認めたら（意識障害があれば，その判断も難しいですが…）無石胆嚢炎と考えられます．

診断が確定したら，**嫌気性菌とグラム陰性菌をカバーする抗菌薬を投与し**，胆嚢摘出が第一選択となりますが，そもそも全身状態が悪いことが多いので，経皮的胆嚢ドレナージで対処することがほとんどです．ただし，壊疽性胆嚢炎や胆嚢穿孔に至ってしまった場合には，開腹手術を選択することになります．もともと基礎疾患をもつ患者や重症患者で起きることと，典型的な急性胆嚢炎の症状を呈さないため発見が遅れることも関係して，無石胆嚢炎は結石にともなう急性胆嚢炎と比較して**重症化しやすい疾患**です．

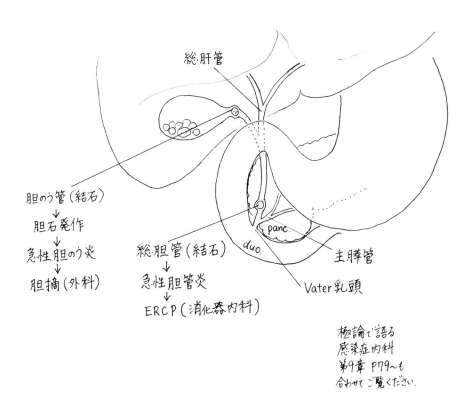

極論4　急性胆管炎はとにかく狭窄の解除

1　Charcot三徴がそろうことは意外に少ない

　胆石に関連した重篤な合併症に**急性胆管炎[acute cholangitis]**がありますが，この疾患は内科エマージェンシーの1つです．適切な処置をしないと致命的になるので迅速な対応が必要です．
　原則として，心窩部から右上腹部の痛み，黄疸，発熱，炎症反応（白血球増多または減少，CRP上昇）に加えて，胆道系酵素（ALP，γ-GTP）の上昇があれば胆管炎を疑います．初期段階では黄疸がはっきりとしない場合もあるので要注意です．
　この疾患を疑ったら，まず腹部超音波検査を行います．総胆管の下部は腸管ガスのため描出できない場合も多く，総胆管内の結石を描出できないことも少なくありませんが，肝内胆管を含めた胆管拡張と胆嚢腫大といった所見があれば，胆道閉塞が疑われます．

　急性胆管炎の症状として，「発熱」「腹痛」「黄疸」のCharcotの三徴がよく知られますが，三徴をすべて認めるのは50〜70％と報告されており，三徴の感度は決して高くありません[8]．この三徴に「意識障害」と「ショック」を加えたものが**Reynoldsの五徴**と呼ばれますが，すべてが揃うことは少なく，もし揃っていたらものすごい重症例です．

2　閉塞の解除が必須

　急性胆管炎は総胆管結石で胆管閉塞をきたすことで起きます．うっ滞した胆管内で細菌増殖が起き，さらに胆管内の圧が上昇し，細菌やエンドトキシンが血液内に逆流することにより全身の炎症反応を惹起します．したがって，この**胆管閉塞を解除しない限り全身状態は改善しません．抗菌薬投与はあくまでも補助的な治療です**．
　胆道閉塞の解除には経皮経肝的なアプローチと内視鏡的なアプローチ（すなわちERCP）があります（厳密には開腹術もありますが，いきなり選択されること

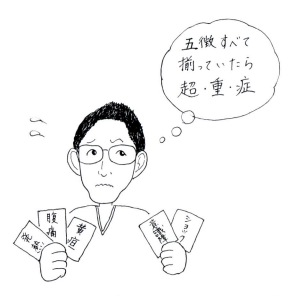

Charcot 三徴 + 意識障害, ショック = Reynolds 五徴

はありません).このなかで,内視鏡的アプローチが手技に関連する偶発症も少なく,第一選択となります.

重症度の判定には診療ガイドラインの重症度判定基準が参考になります(表1)[8].この表の「重症(Grade Ⅲ)」は緊急ドレナージを行うべき症例です.「中等症(Grade Ⅱ)」も可及的速やかなドレナージが望ましいですが,例えば,夜間の入院であれば,抗菌薬を投与して翌日準緊急的な処置を行うこともあります.ただし,初期治療に反応しないで容態が悪化し重症化することがあるため,入院のうえ,いざというときに迅速な対応ができる体制が望ましいです.これらに該当しない「軽症(Grade Ⅰ)」では多少余裕をもって臨めます.

表1　急性胆管炎の重症度判定基準 [文献8) より引用]

重症急性胆管炎（Grade Ⅲ）

急性胆管炎のうち，以下のいずれかをともなう場合は「重症」である
- 循環障害（ドーパミン≧5 μg/kg/min，もしくはノルアドレナリンの使用）
- 中枢神経障害（意識障害）
- 呼吸機能障害（PaO_2/FiO_2比＜300）
- 腎機能障害（乏尿，もしくはCr＞2.0 mg/dL）
- 肝機能障害（PT-INR＞1.5）
- 血液凝固異常（血小板＜10万/mm^3）

中等症急性胆管炎（Grade Ⅱ）

初診時に，以下の5項目のうち2つ該当するものがある場合には「中等症」とする
- WBC＞12,000, or＜4,000/mm^3
- 発熱（体温≧39℃）
- 年齢（75歳以上）
- 黄疸（総ビリルビン≧5mg/dL）
- アルブミン（＜健常値上限×0.73g/dL）

上記の項目に該当しないが，初期治療に反応しなかった急性胆管炎も「中等症」とする

軽症急性胆管炎（Grade Ⅰ）

急性胆管炎のうち，「中等症」「重症」の基準を満たさないものを「軽症」とする

胆管ドレナージで救命した急性胆管炎患者の話

　この章の具体例として，私が昔経験した急性胆管炎の症例の話をします．70代の男性で，夜間に中等症の急性胆管炎で入院になり，その後状態が悪化して昇圧剤が開始され，さらに呼吸状態も悪化して気管挿管に至りました（Grade ⅡからGrade Ⅲに悪化）．

　その晩の当直医は，全身状態が悪いため，抗菌薬投与と全身状態のサポートを行い，改善を待ってからドレナージ術を行うのがよい，と判断しました．

　翌日私たちのチームが引き継いだのですが，胆管の閉塞を解除しない限り改善は望めないので，緊急ERCP（endoscopic retrograde cholangiopancreatography，内視鏡的逆行性胆道膵管造影）を行って，胆管ドレナージを行いました．気管挿管され，昇圧剤を投与した状態での処置でしたが，首尾よくドレナージ術を終え，胆管からは膿が流出しました．この後，比較的速やかに昇圧剤と人工呼吸器から離脱できました．

この症例が物語るように，急性胆管炎は閉塞を解除しない限り状態は改善せず，保存的な治療では短時間で重症化することがあることを忘れないようにしてください．抗菌薬はあくまでも補助的な治療です．

胆石関連疾患で押えなくてはいけないポイント

1　「持病の癪」は，胆石発作だけにあらず
2　その痛みが「胆石と関係があるのか…？」を考える
3　鎮痛コントロールは NSAIDs に一本あり
4　胆石は症状がなければ，恐るるに足らず
5　急性胆管炎では，閉塞の解除を！

●文献
1) Silen W: Chapter 13, The colics. In Cope's Early Diagnosis of the Acute Abdomen. 22nd Ed. Oxford University Press. 2010.
2) Henderson SO, Swadron S, et al: Comparison of intravenous ketorolac and meperidine in the treatment of biliary colic. J Emerg Med. 2002 Oct;23(3):237-41.
3) Kumar A, Deed JS, et al: Comparison of the effect of diclofenac with hyoscine-N-butylbromide in the symptomatic treatment of acute biliary colic. ANZ J Surg. 2004 Jul;74(7):573-6.
4) Gracie WA, Ransohoff DF: The natural history of silent gallstones: the innocent gallstone is not a myth. N Engl J Med. 1982 Sep 23;307(13):798-800.
5) Del Favero G, Caroli A, et al: Natural history of gallstones in non-insulin-dependent diabetes mellitus. A prospective 5-year follow-up. Dig Dis Sci. 1994 Aug;39(8):1704-7.
6) Thistle JL, Cleary PA, et al: The natural history of cholelithiasis: the National Cooperative Gallstone Study. Ann Intern Med. 1984 Aug;101(2):171-5.
7) Ransohoff DF, Gracie WA: Treatment of gallstones. Ann Intern Med. 1993 Oct 1;119(7 Pt 1):606-19.
8) 急性胆管炎・胆嚢炎診療ガイドライン改訂出版委員会（編）：急性胆管炎・胆嚢炎診療ガイドライン 2013．医学図書出版．2013．

5 肝臓系検査
[liver test]

> 極論1　「肝機能検査」という用語を使わない
> 極論2　肝臓系検査異常は3パターンに落とし込む
> 極論3　肝臓の合成能はアルブミン，プロトロンビン時間（PT）

極論1　「肝機能検査」という用語を使わない

　「肝機能検査」で実際に肝機能を反映するものは，その一部だけです．謎かけのようですが，じつは「肝機能検査」という呼称は正確ではないというところからスタートする必要があります．

　例えば，健康診断で「肝機能検査で異常を指摘されました」といったら，多くの場合，アミノトランスフェラーゼ（AST，ALT）の上昇やγ-GTP，ALP高値を指摘された場合を想定するのではないでしょうか．ところが，肝臓の機能を反映する検査は【極論3】で述べるプロトロンビン時間（PT）や血清アルブミン（SA）値なのであって，アミノトランスフェラーゼなどの値は，肝臓の機能を反映するものではありません．

　アメリカでも上記検査を一般的に **liver function test（LFT）** と呼びますが，これがやはり正確ではないため，一部の専門家は **liver test，liver biochemical test** などの用語を以前から提唱しています（未だにLFTが最も広く使われていますが）．日本でも「肝機能検査」という用語が広く普及しており，同じくこの用語を他の用語に置き換えるのは難しそうです．

用語が何であれ，検査の本質を捉えることは大切です．この稿では肝臓系の検査をひっくるめて"肝機能検査"として扱うのではなく，個々の検査の意味を理解したアプローチを身につけることを目標とします．そのことを念頭において，この本では一般に「肝機能検査」と称される検査を「肝臓系検査」と呼ぶことにしています．

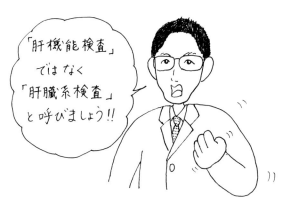

極論2　肝臓系検査異常は3パターンに落とし込む

　肝臓系検査で外せないのが，**アミノトランスフェラーゼ（AST，ALT）**と**胆道系酵素（ALP，γ-GTP）**，そして，**ビリルビン（T-Bil）**です．

> **肝臓系検査で外せない酵素**
> - アミノトランスフェラーゼは，肝細胞内に存在する酵素で，肝細胞障害があると，細胞壁透過性が亢進して血液中に逸脱して高値を示します（必ずしも肝細胞壊死が存在するわけではありません）
> - 胆道系酵素は主として，胆汁うっ滞があると上昇します（ビリルビンが上昇しない程度の胆汁うっ滞でも胆道系酵素は上昇します）

　そして，肝臓系検査で異常を認めるときには，次の3つのパターンのどれに当てはまるかを考えて，そこから鑑別診断を考えるようにします．

●パターン1：肝細胞障害パターン
　胆道系酵素（ALP，γ-GTP）に比べて，アミノトランスフェラーゼ（AST，ALT）が優位に上昇

●パターン2：胆汁うっ滞パターン
　アミノトランスフェラーゼに比べて，胆道系酵素が優位に上昇

●パターン3：ビリルビン単独の上昇パターン

　肝細胞障害パターンと，胆汁うっ滞パターンの両者が存在して，上記のパターンの1つにクリアに当てはめられないこともありますが，その場合もアミノトランスフェラーゼと胆道系酵素のどちらの上昇が優位かで判断します．その区別もしにくいときには，両者の可能性を考えて鑑別を考えます．以下，各々のパター

ンの考え方を詳述します．

1 肝細胞障害パターン（アミノトランスフェラーゼ上昇）では，特定疾患典型例を見逃さない

AST，ALT の上昇を認めたら，次のステップに従って考えます．

> ① 肝臓以外の原因がないか
> ② 薬剤性肝障害を除外（服用薬確認）
> ③ 肝疾患リスク評価（アルコール摂取も含む），家族歴の確認
> ④ 特定疾患に典型的なパターンがないか

これからさらに詳しく，各ステップをみていきましょう．

①本当に肝臓か？　甲状腺を忘れないように！

　AST，ALT は肝細胞障害で上昇するといいましたが，注意すべき点があります．ご存知のように AST は全身に分布し，肝細胞以外に（多く分布する順に）心筋，骨格筋，腎臓，脳，膵臓，肺，白血球，赤血球にも存在します．これに対して，ALT も肝臓以外に存在するものの，より肝臓に特異的です．ALT はほぼ正常なのに AST だけが上昇している場合には，肝疾患以外を考えるべきです．アミノトランスフェラーゼ高値を示す肝疾患以外の原因の代表例として，

- 心筋障害（心筋梗塞、心筋炎など）
- 横紋筋融解症
- 溶血
- 腎梗塞
- 甲状腺機能異常

などがあります．AST，ALT が「肝機能検査」の一部とされるので，短絡的に肝疾患に絞り込む人も多いですが，ここは注意が必要です．

　心筋梗塞をはじめとする心筋障害では，近年トロポニンが感度・特異度ともに絶対的なバイオマーカーとなりましたが，一般検査（CBC・生化）のみでアミ

ノトランスフェラーゼの乖離（AST 上昇・ALT 正常）をみたら，真っ先に否定しなければならない疾患であり，CK（クレアチンキナーゼ）や LDH（乳酸デヒドロゲナーゼ）の上昇をともないます．横紋筋融解症でも CK が上昇しますし，溶血では貧血を認める，あるいは間接ビリルビンや LDH の上昇，ハプトグロビン低下をともないます．

甲状腺機能異常は，しばしば「肝機能検査異常」として，消化器内科にコンサルトされることがあります．私自身も，ALT はほぼ正常なのに AST や LDH が著しく上昇している症例のコンサルトを何回か受けたことがありますが，これらの症例では再検で AST, LDH 以外に CK が上昇しており，また TSH（甲状腺刺激ホルモン）の有意な上昇を認め，甲状腺機能低下症（hypothyroidism）と診断されました．甲状腺機能低下症だけでなく，機能亢進症（hyperthyroidism）でもアミノトランスフェラーゼ上昇を認めることがあるので，肝細胞障害のパターンをみたら，甲状腺機能のチェックを忘れないようにしましょう．

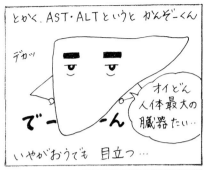

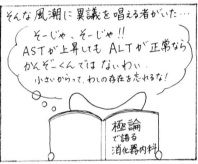

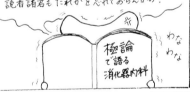

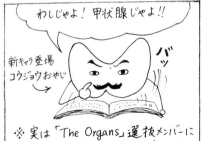

②薬剤性肝障害を見逃さない

　前述の記載に該当するものがなく，ASTとALTがともに上昇している場合には，肝細胞障害と考えられます．ここで，いきなり血液検査で肝炎ウイルスの検査をする前に（最終的にチェックするとしても），まず服用している薬剤を確認する習慣をつけましょう．その際には，市販薬，健康食品，サプリメントも併せて確認します．「健診前に風邪薬や鎮痛薬を服用して肝臓系検査の異常を指摘された」などはしばしば遭遇するエピソードです．また，漢方薬や健康食品は害がないと考えている患者が多く，こちらから聞かないと申告しないこともあるため，注意して病歴をとることが重要です．

　こうした薬剤は，肝細胞障害のパターンをとるものと，胆汁うっ滞のパターン，あるいは両者の混合パターンをとるものがあるので，**肝臓系検査で異常を認めたら，どんなパターンにせよ，必ず服薬歴を確認します**．

　薬剤性肝障害は，用量依存性である中毒性肝障害と特異体質型肝障害（idiosyncratic）の2パターンがあります．中毒性の例として，アセトアミノフェン，メトトレキサートがあります．特異体質型は，通常量の服用でも検査の異常をきたす可能性があり，さまざまな薬剤で報告されています（薬剤性肝障害については，文献1が参考になります）．さらにリスクをもつ患者では，通常量でも肝障害をきたすことがあります．よく知られた例は，

常習飲酒者がアセトアミノフェンを服用した場合

です．健常人が同薬を服用した場合より少ない量でも肝障害をきたし，アミノトランスフェラーゼの著しい上昇をきたすことがあります．飲酒の病歴があると，それが原因と判断してしまうかもしれませんが，薬の関与を忘れてはなりません．

③肝疾患のリスク，家族歴の確認

　さらに肝疾患が疑われた場合には，必ず「リスク（危険因子）」と「家族歴」を確認します．リスクで必ず聞くべきことは飲酒量です．ただし，本人の申告内容が正確であるとは限りません（むしろ正確でないほうが多い）．④で述べるよ

うにアルコール性肝障害が疑われるアミノトランスフェラーゼ異常のパターンを認めるときや，γ-GTP，MCV（平均赤血球容積）の上昇をともなうときには，アルコールの関与を疑います．

その他の肝疾患のリスクとして，薬剤，輸血歴，性交渉，刺青，違法薬物の使用，飲食物（魚介類，ブタ，イノシシ，シカなどの生食），肝炎流行地への渡航歴，肝疾患の家族歴［B型肝炎の垂直感染，遺伝疾患（Wilson病，ヘモクロマトーシス）］などが挙げられます．プライバシーに立ち入るような質問もあるので，ここに挙げた事項は「肝疾患にかかわるため，確認する必要がある」ことをしっかりと伝えて，病歴聴取を行いましょう．

④特定疾患に典型的なパターンを探る

アミノトランスフェラーゼの上昇で，ある特定のパターンがある場合には診断の手がかりになることがあります．最後のステップではそれを見逃さないことが大切です．覚えておくべき典型的なパターンには，以下があります．

【「極論版」AST・ALT 上昇パターン】

1) アルコール性肝障害では「AST/ALT 比 > 2」で，AST は「300 IU/L」を越えない
2) 「アミノトランスフェラーゼ > 1,000 IU/L」の原因は，急性ウイルス性肝炎，薬，虚血の3つ
3) 非アルコール性肝障害では「ALT > AST」．繊維化が進むと「AST/ALT 比が上昇するが，2は越えない」

---

1) アルコール性肝障害では「AST/ALT 比が2以上」となります．特に「AST/ALT 比 > 3」のときにはアルコール性肝障害を強く疑います．AST は，肝細胞のミトコンドリアに多く存在し，一方 ALT は，肝細胞の細胞質内に多く存在します．アルコールの代謝物であるアセトアルデヒドはミトコンドリアに障害をきたすため AST が優位に上昇すると考えられています．さらにアルコール性肝障害では，AST 値は上昇しても「300 IU/L」を超えること

はほとんどありません．たとえ重症のアルコール性肝炎でも，AST 値は 300 IU/L 程度にとどまります．

　検査ではこのような典型的なアルコール性肝障害のパターンを示しても，患者本人は飲酒量を過少申告することがあります．そのような場合，患者が常習飲酒者であることを示唆する検査所見としては γ-GTP や MCV の上昇があります．いずれも，特異的な所見ではありませんが，すべての所見がある場合には，肝障害におけるアルコールの関与が強く疑われます．

2)　一般に，アミノトランスフェラーゼ値が「300 IU/L」くらいまでの上昇は，非特異的でさまざまな原因が考えられます．これに対して「1,000 IU/L 以上の著しい上昇」を認める場合には，以下の原因に絞られます．

- 急性ウイルス性肝炎
- 薬剤，毒素
- 虚血（高度な右心不全，肝虚血など）

　アルコール性肝障害のある患者がアセトアミノフェンを服用した場合，ときに著しいアミノトランスフェラーゼの上昇をきたすことがあります．この場合，AST は「300 IU/L」を超えますが，この場合でも「AST/ALT 比＞2」は保たれています．極端なアミノトランスフェラーゼの上昇をきたすケースとしては，このほかにも，頻度は低いですが，総胆管結石による胆管の急性閉塞，自己免疫性肝炎，劇症型 Wilson 病などがあります．

3)　肥満大国のアメリカの比ではありませんが，近年日本でも脂肪肝が増えています．そのため**非アルコール性脂肪性肝疾患 [non-alcoholic fatty liver disease；NAFLD]** に出くわすことも多くなりました．NAFLD では ALT 優位のアミノトランスフェラーゼ上昇を認め，しばしば γ-GTP や ALP の上昇をともないます．アルコール性肝障害と異なり一般に「AST/ALT 比＜1」となります．

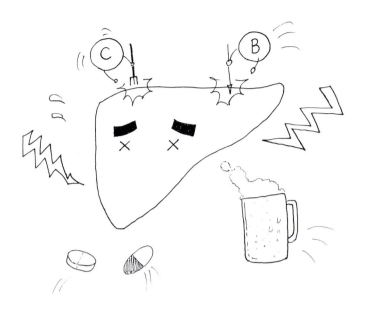

2 胆汁うっ滞パターン

まず，γ-GTP と ALP はセットで判断するところから始めましょう．

> 【「極論版」γ-GTP・ALP 上昇パターン】
>
> ① 両者が上昇：胆汁うっ滞（肝内および肝外）
> ② ALP のみ上昇：肝臓以外（骨，小腸，腎臓など）の原因，生理的上昇（血液型 B，O の分泌型），甲状腺機能異常，小児
> ③ γ-GTP のみ上昇：飲酒，アルコール性肝障害，薬剤等

① ALP と γ-GTP の両者が上昇していれば，胆汁うっ滞

ALP と γ-GTP の両方が上昇している場合には，「胆汁うっ滞」の存在を示唆します（肝内と肝外の両方が含まれる）．胆道系酵素の上昇を認めた場合の対応は，次のようになります．

> 1) 服薬歴をチェック（重要！　肝細胞障害パターンと同様）
> 2) 腹部超音波検査で肝外胆管の拡張と肝内腫瘍の有無を評価
>   →肝外胆管の拡張があれば，MRCP（MR胆管膵撮影）などで評価
>   →肝内腫瘍があれば，CT，MRIによる精査
> 3) 2) で異常がなければ，抗ミトコンドリア抗体（AMA）のチェック
> 4) 必要ならば，肝生検を考慮

　薬剤による胆汁うっ滞が否定的で，肝外胆管に異常を認めないときには，「肝内胆汁うっ滞」が考えられます．中年女性であれば，「原発性胆汁性胆管炎（旧称；原発性胆汁性肝硬変：PBC）」を疑いますし，それ以外に「肝腫瘍などの限局性肝病変」「リンパ腫などの浸潤性肝病変」「サルコイドーシス」や「粟粒結核などの肉芽腫性病変」，さらに「脂肪肝」や「アミロイドーシスなどの沈着性肝病変」が鑑別に挙がります．

　これらは画像検査で明らかにすることがしばしば難しく，肝内胆汁うっ滞の原因を調べるため，あるいはPBCと診断され病理学的な評価が必要なときに「肝生検」を行うことがあります．

② ALP単独の上昇は肝臓以外の原因が大半

　ALPは肝臓以外に腎臓，骨，小腸，胎盤に存在し，6つのアイソザイムがあります．γ-GTPが正常でALP単独で上昇している場合には，**肝疾患以外の場合がほとんどです**．ときに肝硬変でALPの軽度上昇を認めますが，この場合には，他の検査との組み合わせで診断をつけるのは難しくありません．

　血液型OとBの分泌型の人は，特に高脂肪食摂取のあとにALP上昇がみられます．これは生理的な上昇で小腸型ALPなのですが，アイソザイムを調べないとわかりません．**紛らわしいときには空腹時に再検しましょう**．また，小児ではALP値が高いのですが，成人と比べて正常値が高いためで，これは病的なものではありません．そのほかに腎病変，骨病変，甲状腺機能異常などでALP上昇を認めますので，くり返しになりますが，ALP単独の上昇では「肝疾患以外」をまず疑いましょう．

③γ-GTP 単独の上昇

　γ-GTP の上昇と飲酒との関連はよく知られています．前述したように γ-GTP の上昇に加えて，AST 優位のアミノトランスフェラーゼ上昇や MCV 高値があれば，本人が飲酒を否定しても，アルコール性肝疾患の可能性を考えるべきです．

　γ-GTP は薬物の影響で上昇することもあります．抗てんかん薬であるフェニトインやバルプロ酸ナトリウムは γ-GTP の上昇の原因としてよく知られていますが，このとき他の肝臓系検査に異常がなければ，投薬を中止する必要はありません．

　そのほかに日常の診療でしばしば出くわすのは NAFLD です．アミノトランスフェラーゼは正常値で γ-GTP が軽度上昇しているような症例をしばしば経験します．また，原因が特定できない症例もときどきあります．この場合，血液検査で PBC や甲状腺疾患が除外でき，肝臓系検査の他の値が正常で，画像検査で肝外胆管の狭窄，閉塞がなければ，それ以上の精査や経過観察は不要です．

3 ビリルビン単独の上昇パターン

　ビリルビン単独の上昇を認めたら，まずビリルビン分画を測ります．直接ビリルビンの割合が 15% 以下で，間接ビリルビン優位であれば，まず「溶血」の可能性を考えます．この場合，AST や LDH の上昇，ハプトグロビン低値，網状赤血球数の増加，ヘモグロビン値の低下など，ほかに溶血を示唆する所見がないかに注意します．

　間接ビリルビン優位のビリルビン上昇で溶血が否定された場合，その他の肝臓系検査に異常がなければ，体質性黄疸である「Gilbert 症候群（「ジルベール」と発音します）」が考えられます．日本人の 2〜7% でみられます．

　ビリルビン単独の上昇があり，直接ビリルビンの割合が 15% 超の場合には，「Dublin-Johnson 症候群」，または「Rotor 症候群」と考えられます（ただし，Gilbert 症候群と比べると稀であり，遭遇することはそれほどありません）．胆汁

うっ滞をきたすほかの疾患でもビリルビン値が上昇しますが，これらは ALP や γ-GTP といった胆道系酵素の上昇をともなうことで「体質性黄疸」と鑑別できます．

極論3　肝臓の合成能はアルブミン，プロトロンビン時間（PT）

【極論1～2】では，肝細胞障害，胆汁うっ滞，ビリルビン上昇について説明しました．冒頭に述べましたが，これらは必ずしも肝臓の機能を反映しません．これらに対して，**肝臓の合成能，予備能を反映する検査が血清アルブミンとPT**です．

アルブミンは肝臓でのみ合成されるタンパク質で，これが低値であれば，肝臓の合成能が低下している可能性が考えられます．ただし，アルブミンの半減期は14～21日のため，急性肝疾患の場合には合成能を鋭敏に反映しません．むしろ慢性肝疾患における肝臓の予備能を判断するのに適しています．血清アルブミン値は，「低栄養」「ネフローゼ症候群」「タンパク漏出性胃腸症」「慢性の炎症性疾患」などでも低値を示すので，解釈には注意を要します．

血清アルブミン値と比較すると，肝臓の合成能をより鋭敏に反映するのがPTです．PTは外因系凝固因子である第Ⅱ，Ⅴ，Ⅶ，Ⅹ因子の総合的凝固活性を反映します．外因系凝固因子はすべて肝臓で産生され，血中半減期が短いため（最短は第Ⅶ因子で6時間）肝合成能の鋭敏な指標として用いられるわけです．もちろん，ビタミンK欠乏やDIC（播種性血管内凝固症候群）でもPT延長をきたすので，これらがないことが前提になります．

肝硬変の重症度の指標となる **Child-Pugh スコア**には，血清アルブミン値とPTが含まれています（表1）が，これらの値が肝臓の予備能を反映することから納得できると思います．

表1 Child-Pugh（チャイルド・ピュー）スコアによる肝硬変の重症度分類

項目		スコア（ポイント）		
		1	2	3
肝性脳症		なし	1, 2度（軽度）	3, 4度（時々昏睡）
腹水		なし	少量	中等量
血清ビリルビン濃度（mg/dL）		< 2	2〜3	> 3
血清アルブミン濃度（g/dL）		> 3.5	2.8〜3.5	< 2.8
プロトロンビン時間（いずれかの指標で評価）	延長時間（秒）	< 4	4〜6	> 6
	PT-INR	< 1.7	1.7〜2.3	> 2.3

グレードA：5〜6（軽度），グレードB：7〜9（中等度），グレードC：10〜15（重度）

　血清アルブミン値もPTも肝臓の合成能を反映する検査ですが，これは「患者が何らかの肝疾患をもつ」という前提での話です．つまりアミノトランスフェラーゼ値の異常や胆道系酵素の上昇がある患者において，肝臓の合成能を推測するのに役立ちます．しかし，肝臓系検査に異常がない場合には，肝疾患以外によるアルブミン値低下，PT異常を考えるべきです．

肝臓系検査で押えなくてはいけないポイント

1　アミノトランスフェラーゼ等の値は，肝機能を反映するものではない
2　肝臓系検査では「AST，ALT」「ALP，γ-GTP」「ビリルビン」を押さえる
3　検査で異常を認めるときは，3つのパターンを当てはめる
4　肝合成能，予備能の鋭敏な指標として有効なのは「PT」

●文献
1）独立行政法人 医薬品医療機器総合機構: 医薬品関連情報　重篤副作用疾患別対応マニュアル（医療者向け）薬物性肝障害　平成20年4月　厚生労働省（http://www.info.pmda.go.jp/juutoku/juutoku_index.html）．

6 下　痢
[diarrhea]

- 極論1　発症4週間以内か？　以上か？　それが問題だ
- 極論2　便培養よりむしろCDトキシン
- 極論3　医原性の下痢は意外と多い
- 極論4　慢性下痢ではまず，IBSを除外する
- 極論5　便のことを聞く！

極論1　発症4週間以内か？　以上か？　それが問題だ

　下痢[diarrhea]は，「発症してからの期間がどのくらいか…？」を確認することが鑑別診断を考えるうえで重要になります．ですので，下痢は便宜上【病悩期間】により，4週以内の「急性下痢」と4週以上持続する「慢性下痢」とに分けられますが，4週以内の下痢の原因はウイルス感染によるものが大半です（よって自然治癒する）．こうした症例に抗菌薬投与は無効であるばかりでなく，*C.difficile*感染症（CDI）を引き起こす可能性もあるため，かなり慎重に使うべきで，むしろ対症療法が重要になります．

　一方，慢性下痢では感染症以外の原因がほとんどであるため，急性下痢とは全くアプローチが異なります．ですから，下痢の患者を診たら，まず病悩期間を確認することが重要なのです．

では,急性下痢からみていきましょう.急性下痢の症例に遭遇したら,まず,

① 脱水を示唆する所見(頻脈,口腔粘膜の乾燥,血圧の起立性変化等)がないかどうかをチェックしたあとに,
② 重症化するリスクがないか(免疫不全や複数の併存疾患等:便培養を考慮),
③ 抗菌薬投与の適応があるか,

以上3点を考えます.

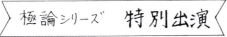
極論シリーズ 特別出演

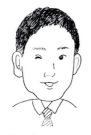
桑間雄一郎先生
総合診療
Ch1. 消化器 p14

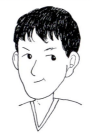
岩田健太郎先生
感染症内科
p67 コラム1
p68 マンガ

以上も合わせて ご覧ください!!

1 対症療法(水分補給)

　対症療法の主体は下痢で失われた水分,電解質の補充と下痢の緩和です.水分の補給に関しては,嘔吐がなくて経口摂取が可能であれば,口から摂ることを勧めます.このほうが生理的だからです.軽症であれば,真水でも構わないですがナトリウムとグルコースが小腸でsodium-glucose cotransporter(Na^+/グルコース共役輸送担体)を介して吸収されることにより,受動的な水の吸収が促進されるので,水と一緒にナトリウムとグルコースを摂取するのが理にかなっています.
　これらの成分を調整したものが,**経口補水液 [oral rehydration solution;ORS]** です.ORSは市販のものを使ってもよいですが,じつは自宅でも作成で

きます（コラム1のレシピ参照）．スポーツドリンクは汗で失われた塩分を補給する目的でつくられているため，ナトリウムの濃度がORSと比べて低く，エネルギー補給の目的から理想的なORSより糖分が多いものが大半です．実際に飲み比べると，ORSのほうが塩味が強いことがわかります．もし，ORSが入手できないとか，まずくて飲めないようであれば，スポーツドリンクと一緒に塩味のクラッカーを摂るように，私は患者に説明しています．主に，ORSはコップ1杯を20〜30分かけて飲んでもらいます．

> **ORSの飲料に比例して，下痢の量も増える…？**
>
> 1つ注意すべき点は，ORSを使って治療しても，下痢の量は減らないことです．むしろ吸収されない一部のORSが便と一緒に排泄されるため，下痢の量が増えることすらあります．「ORSを飲むと下痢が増えるから」と摂取を止めてしまうと脱水を助長するので，患者にはORSを摂取すると，下痢の量が増えるかもしれないことと，それでも摂取を止めないことが重要であることを事前に説明することが大切です

2 対症療法（止痢薬）

前述のようにウイルス性の急性下痢症はほとんどが自然治癒しますが，たとえ短期間でも下痢は生活の質を損ないます．そのため止痢薬を処方することがあります．このときのルールとして，37℃台の微熱以下で，下痢が血性でなく，自信をもってウイルス感染と判断できれば，止痢薬を処方して問題ありません．CDIやIBD［inflammatory bowel disease，炎症性腸疾患］の増悪にともなう下痢の可能性があるときには，安易な止痢薬の投与により中毒性巨大結腸症（toxic megacolon）を惹起することがあるので投与してはいけません．また，血性下痢の場合には，侵入性の細菌や腸管出血性大腸菌（EHEC）感染が疑われ，止痢薬の投与で状態の悪化を招くため使用すべきではありません．

3 対症療法（プロバイオティックス）

プロバイオティックス（probiotics）に関しては，Cochraneのシステマティック・

レビューで，下痢の期間と回数を減少させると結論しています[1]．ただし，これまでのプロバイオティクスに関する研究の多くは小児を対象としたものです．成人症例に対する推奨は弱いのですが，ビオフェルミンなどのクスリが比較的安価かつ安全であるので広く用いられているというところかと思います．

なお，医学的な内容ではありませんが，食中毒を疑ったときは，医師は直ちに最寄りの保健所に届け出なければなりません（食品衛生法　第58条）．例えば，何かの会合で仕出し弁当を食べた人たちが，後日複数で下痢を発症したような場合が該当します．これは，診断が確定する前の「疑い」の段階も含まれていて，24時間以内の届け出を義務づけています．

コラム1　自宅での経口補水液のつくり方

以下を正確に測り混ぜ合わせます[2]．

- 水（湯冷ましが望ましい）1リットル
- 砂糖　20g（大さじ2杯）
- 塩　3g（小さじ1/2杯）

おいしくなくて，どうしても飲みにくい場合には，レモンを少し絞って加えてもよいでしょう（市販の経口補水液にはカリウムが含まれます．自家製のORSにレモンを加えると，若干カリウムを加えることができます）．つくったORSは冷蔵庫で保存し，その日のうちに消費するようにします．

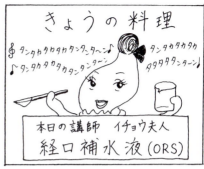

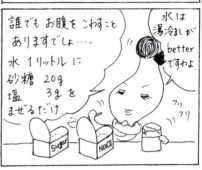

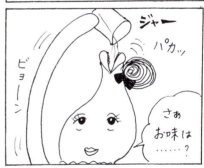

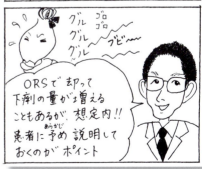

極論2　便培養よりむしろCDトキシン

　急性下痢はほとんどがウイルス感染によるものなので，便培養を行うべき症例は限定されます．急性下痢の症例で便培養を行うべき場合を表1に示しましたが，主なポイントは以下の2点です．

便培養の主なポイント

① 便培養の適応となるケースの1つは，臨床像（病歴，血便や菌血症）から細菌感染が疑われる場合です．赤痢菌，カンピロバクターをはじめとする侵入性の細菌による感染では血便をきたしますし，非チフス性サルモネラ菌の感染では菌血症をきたすこともあります．このような場合には「便培養検査」を行い，培養結果を待つことなく，想定される菌に対する抗菌薬投与を始めます

② また，炎症性腸疾患（IBD）の患者では，「下痢や血便などを認めた場合に原病が悪化したことによるのか」「感染によるものなのか」を判断する必要があります．そのため，便培養を行います

　逆に，市中でみられるような細菌感染による下痢が院内で発症することは通常ありません．したがって（潜伏期を考慮しても）入院後72時間以上経過してからの下痢では，便培養は不要です[3]．例外は，【極論1】で扱った重症化リスクのある患者です（「併存疾患をもつ高齢者」「免疫能が低下している患者」「好中球減少の患者」「院内発症の食中毒が疑われる場合」等）．

　また，現在入院している患者はもちろん，過去3カ月以内に抗菌薬を投与された既往がある患者や，最近入院歴がある患者では，CD（*C.difficile*）の検査を提出すべきです．現時点でわが国において実施可能なCDの検査として推奨されるのは，まず，グルタミン酸デヒドロゲナーゼ（glutamate dehydrogenase；GDH）検査をスクリーニングとして行い，これが「陽性」であれば，トキシンA/B（EIA法）を行う方法です．

表1　急性下痢で便培養が必要な場合

- 重症例（重度の脱水，高熱または低体温，意識障害）
- 血性下痢
- 下痢が7日以上持続する場合（寄生虫の可能性も考える）
- 最近3カ月以内の抗菌薬服用歴あるいは入院歴（*C.difficile* の疑い）
- デイサービスなどの施設利用
- 免疫能低下症例（進行したHIV感染を含む）
- 高齢者（70歳以上）
- 炎症性腸疾患（IBD）の患者（原病の増悪と感染の鑑別）
- 食品を扱う職業に従事する者
- 集団発生を疑う場合

　CDの検査として，今まで日本ではCDのトキシンA/Bを検出するEIA法（酵素免疫測定法）が多く使用されてきました．ただし，トキシンを検出するEIA法の精度に関するシステマティック・レビュー[4]では，「感度は75〜95％」「特異度は83〜98％」と報告されています．しかも実際の感度はもう少し低く「60〜80％程度」とされ[5]，この検査だけでCDIを否定することはできません．近年，CD検出において感度の高いGDHの検査が行われるようになりました．GDHはトキシン産生株とトキシン非産生株の両者を検出するため（臨床的に問題になるのはトキシン産生株です），CDIのスクリーニングとして用います．GDHのCD検出の感度は90％以上です．GDHが「陰性」であれば，CDIは否定的と考えます．GDHが「陽性」の場合に，トキシンA/Bの検査を行うわけです．ただし，前述したようにトキシンA/BのEIA法の感度は低いので，「GDH陽性」「トキシン陰性」の場合，臨床的にCDIが強く疑われる場合には治療を考慮します．

　欧米では，EIA法によるトキシンA/B検出より感度，特異度が優れるPCR（ポリメラーゼ連鎖反応）が利用できますが，わが国では一般的に利用できません．なお，1回目の検査結果が「陰性」であった場合，再検査は推奨されておらず[5〜7]，感染の有無は臨床的に判断すべきです．また，CTや大腸内視鏡検査の感度はもっと低いので，他疾患との鑑別のためならともかく，CDIの診断だけのために行うべきではありません．

極論3　医原性の下痢は意外と多い

急性下痢の原因はほとんどが感染性だと説明しましたが，

【薬剤の副作用】は，別腹で考える

必要があります．最近は『お薬手帳』で薬剤の確認が以前より容易になりましたので，必ずチェックします．慢性下痢（4週間以上持続）の場合，服薬内容の確認はさらに重要になります．VIPoma（WDHA症候群をきたす）のような極めて稀な疾患の検査を行う前に，まず「医原性の下痢でないか…？」を確認しましょう．主な医原性下痢の原因を表2に示します．

表2　医原性下痢の原因

薬剤	・抗菌薬（ほとんど） ・抗腫瘍薬（多くの抗腫瘍薬） ・抗炎症薬（例. NSAIDs，金，5-ASA） ・抗不整脈薬（例. キニジン） ・降圧剤（例. β遮断薬） ・制酸薬（例. マグネシウムを含む薬剤） ・胃酸分泌抑制薬（例. H2RA，PPI） ・コルヒチン ・プロスタグランジン製剤（例. ミソプロストール） ・SSRI（選択的セロトニン再取り込み阻害薬） ・テオフィリン ・ビタミン、ミネラルサプリメント ・漢方薬 ・重金属
消化管手術後	・短腸症候群 ・小腸内細菌増殖症（SIBO） ・胆汁吸収低下 ・迷走神経切除後下痢 ・交感神経切除後下痢
腹部放射線照射後	・腹部・骨盤部を含む範囲への放射線照射

NSAIDs（非ステロイド系抗炎症薬），5-ASA（5-アミノサリチル酸製剤），H2RA（ヒスタミンH_2受容体拮抗薬），PPI(プロトンポンプ阻害薬)

薬剤以外の医原性の下痢として【消化管手術】があります．手術により消化管の解剖が変わると，小腸内の細菌増殖をきたし，下痢を引き起こすことがあります（小腸粘膜の炎症と栄養素の吸収障害による）．また，胆囊摘出後や終末回腸の切除後に下痢をきたすことがありますが，これは吸収されなかった胆汁酸が大腸に流入し，大腸粘膜での電解質吸収を阻害して分泌性下痢を引き起こすためです．胆汁酸を吸着するコレスチラミンが有効ですが，この目的での使用には保険適応はありません．

極論4　慢性下痢ではまず，IBS を除外する

　慢性下痢へのアプローチは，急性下痢に対するそれよりは複雑ですが，順序立てて臨めば恐くはありません．

① まず，下痢の期間が4週間以上であることを再確認します．

② 次に，過敏性腸症候群（irritable bowel syndrome；IBS）を考えます．実臨床では，複雑な症例が紹介されてくる大学病院や地域の基幹病院を除けば，IBS が圧倒的に多いです（表3）[8]．下痢だけではなく，慢性的な腹痛をともなうことが特徴です（腹痛をともなわない下痢の場合には，IBS は否定）．この腹痛の多くは排便に関連して起きます．

- 10代から20代の発症
- 発熱，体重減少，炎症反応等の器質的疾患の示唆がなく
- 慢性的な経過をとっている

というような典型的な IBS の症例なら必ずしも内視鏡検査はいりません．

この2つの条件から次の問診や検査を行います．IBS でなければ，ついでに医原性下痢と全身疾患からくる下痢を除外しましょう．

- 服薬内容の確認
- 既往歴の再確認（腹部手術，放射線照射など）
- 甲状腺機能亢進症，糖尿病の除外

侵襲的な検査を行う前に，少なくとも上記について確認しましょう．

表3　過敏性腸症候群（IBS）の診断基準［文献8）より］

反復する腹痛が最近3カ月のあいだ，平均して少なくとも週1日あり，下記の2項目以上の基準を満たす
1. 排便に関連する
2. 排便頻度の変化をともなう
3. 便形状（外観）の変化をともなう

少なくとも診断の6カ月以上前に症状が出現し，最近3カ月は基準を満たす必要がある

極論5　便のことを聞く！

【極論4】でIBS，医原性下痢，甲状腺機能亢進症，DM（糖尿病）による下痢が除外されたあとには，その他の原因を検索することになります．これも順序立てていきましょう

③　**まず，便の性状による分類を行います（水様性 vs 脂肪性 vs 炎症性）**．外来へ便を持参してもらうのは大変ですが，患者にスマホやデジカメで便の写真を撮ってきてもらうと，参考になる場合があります．

　炎症性であるかどうかは，便に血液や白血球が混じっているかで判断できます（便潜血・便中白血球を調べる）．便中白血球の存在を間接的に調べる方法として，便中ラクトフェリンや便中カルプロテクチンの測定がありますが，いずれも執筆時点（2017年10月）で慢性下痢の精査として保険適応はありません．

もし便の性状から炎症性であれば，原因は大腸に存在する可能性が高く，

- 炎症性腸疾患（IBD）
- 感染（*C.difficile*，CMV：サイトメガロウイルス，アメーバ，結核等）
- 虚血性腸炎
- 放射線性腸炎
- 腫瘍

などが鑑別に挙がり，だいたいの場合は大腸内視鏡検査を行って確定します．

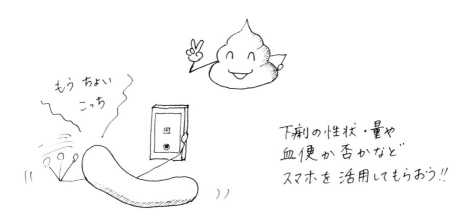

④ IBS，医原性下痢，甲状腺機能亢進症やDMでもなく，炎症性下痢でもない場合，鑑別疾患は多岐にわたります．思いつく疾患からしらみつぶしに調べるのは非効率的なので，**便の性状からアプローチ**を試みます．この時点で炎症性下痢は除外されたわけですから，残るのは「水様性」か「脂肪性」のいずれかということになります．

- **水様性下痢**［watery diarrhea］は，発症機序により浸透圧性下痢と分泌性下痢に分けられます．この2つの鑑別には，**便の浸透圧較差**（コラム2）が有用です．

  1) 浸透圧較差が50 mOsm/kg以上であれば，「浸透圧性下痢」と考えられます．特に100 mOsm/kg以上の場合には，浸透圧性下痢の特異度が高くなり

ます.浸透圧性下痢の原因は炭水化物の吸収障害または過剰なマグネシウムの摂取によります.後者は,誤ってマグネシウム製剤を服用した場合も含まれます.吸収されなかった炭水化物は,大腸内で細菌により短鎖脂肪酸に分解されるため,便のpHが通常6以下に低下します.**浸透圧性下痢の場合,一時的に食事を止める,あるいは原因となる薬剤を中止することで下痢は改善します**.ただし,その他の機序も関与している場合には改善を認めません.

2) 浸透圧較差が50 mOsm/kg以下であれば,「分泌性下痢」と考えられます.感染による下痢が4週間を超えて続くことは稀ですが,*Aeromonas*,*Plesiomonas*,*Microsporidia*,ジアルジアなどが慢性の分泌性下痢の原因になりえます.これらの感染症の除外がまだであれば,まず培養検査で除外します.短腸症候群,瘻孔,クローン病を含む小腸の粘膜疾患,腫瘍など消化管の異常が分泌性下痢の原因となることもあります.これらはCTや小腸造影で調べますが,最近ではCT enterographyやMR enterographyが行われる機会も増えています.

- **脂肪性下痢 [fatty diarrhea]** の場合,水洗トイレで便を流しても流れにくく,独特の悪臭をともないます.肉眼的には光沢があり,やや黄色調です.ただし,日本人の食事に含まれる脂肪の量は,欧米人の脂肪摂取量と比べると少ないため,このような典型的な脂肪便を認めることは稀です.便の検査ではSudan Ⅲ染色で脂肪滴を認めます.また,脂肪の吸収が障害されると,ほぼ確実に体重減少をきたします.その程度は水様性下痢と比較して大きいのが特徴です.脂肪性下痢の原因は小腸の異常(手術による解剖の変化,広範な炎症など)と膵臓の外分泌能低下が主たる原因です.小腸の異常がないかをCTなどの画像検査で調べ,同時に慢性膵炎を示唆するような所見がないかをみます.

下痢は消化器外来だけでなく,一般内科外来で多く遭遇する疾患です.長年消化器内科を専門に仕事をしている筆者にとっても,

特に慢性下痢は「腹痛」に次いで,奥が深く難しい症候

です.ある意味,ルーチンの内視鏡検査を習得するよりも,下痢をしっかりと診

られるようになるほうが知識と経験が必要だと思います．実際，消化器の専門家ですら，ここで記述したような「オーソドックス」なアプローチをしないで，得意分野から切り崩そうとする医師が多いのです．

　下痢により患者の QOL は著しく低下するにもかかわらず，排泄に関することで羞恥心をともなうためか，病歴聴取で十分な情報を引き出せないこともあります．また，外来でできる検査には制限があります．便を患者に採取してもらってから調べるのは，ほかの検査と比べると手間がかかることですが，避けて通ることができない道です．幸い専門家に依頼しなければならない検査は限られるので（大腸内視鏡検査くらい），あとは効率よく情報を入手して，頭を使えば「診断」にたどり着けるはずです．そういった意味では，むしろ一般内科医の腕の見せどころかもしれません．

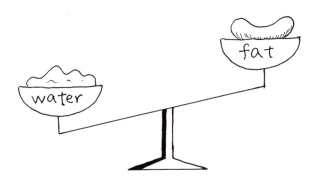

水様性か脂肪性か

コラム2　便の浸透圧較差

　便の浸透圧較差の計算は，慢性下痢の精査として非侵襲的であり，有用な情報をもたらすため，必要な検査の1つです．下痢の原因が浸透圧性下痢か，それ以外かを見分けるために測定されます．

便の浸透圧 − 2 ×（便中 Na + K）

で計算されます．通常，便は等張で，浸透圧は 290 mOsm/kg として計算されますが，浸透圧較差が 50 mOsm/kg 以上の場合には「測定されない電解質以外の浸透圧物質」が含まれていると考えられます（吸収されない糖類やマグネシウムなど）．較差が 100 mOsm/kg であれば，より特異的です．50 mOsm/kg 以下の場合，浸透圧性下痢以外が原因と考えられます．

下痢で押えなくてはいけないポイント

1. まず,「発症4週間未満か? or 以上か?」で下痢を分ける
2. 急性下痢では「脱水」「重症化リスク」「抗菌薬投与の適応」の3軸をチェックする
3. 基本,下痢の治療は「対症療法」
4. 急性下痢の原因の多くは感染性だが,薬剤の副作用は別腹で考える
5. 慢性下痢ではまずIBS除外,そして便のことをよく聞く

●文献
1) Allen SJ, Martinez EG, et al: Probiotics for treating acute infectious diarrhea. Cochrane Database Syst Rev. 2010 Nov 10;(11).
2) Rehyadration Project (http://rehydrate.org/solutions/homemade.htm#recipe) (Accessed on Aug 11, 2017).
3) Bauer TM, Lalvani A, et al: Derivation and validation of guidelines for stool cultures for enteropathogenic bacteria other than Clostridium difficile in hospitalized adults. JAMA. 2001 Jan 17;285(3):313-9.
4) Planche T, Aghaizu A, et al: Diagnosis of Clostridium difficile infection by toxin detection kits: a systematic review. Lancet Infect Dis. 2008 Dec;8(12):777-84.
5) JAID/JSC感染症治療ガイド・ガイドライン作成委員会：JAID/JSC感染症治療ガイドライン2015―腸管感染症―. 日本化学療法学会雑誌 Vol. 64, 2016年1号 (1月): 31-65.
6) Cohen SH, Gerding DN, et al: Clinical practice guidelines for Clostridium difficile infection in adults: 2010 update by the society for healthcare epidemiology of America (SHEA) and the infectious diseases society of America (IDSA). Infect Control Hosp Epidemiol. 2010 May;31(5):431-55.
7) Surawicz CM, Brandt LJ, et al: Guidelines for diagnosis, treatment, and prevention of Clostridium difficile infections. Am J Gastroenterol. 2013 Apr;108(4):478-98.
8) Lacy BE, Mearin F, et al: Bowel disorders. Gastroenterology 2016; 150: 1393-407.

7 便　秘
[constipation]

- 極論1　便秘の陰に「病」あり
- 極論2　「患者の悩みは何なのか…？」を知る
- 極論3　治療戦略は3つに分ける（特発性便秘）：「NTC」「STC」「機能性便排出障害」
- 極論4　刺激性下剤の乱用はよくみかける

極論1　便秘の陰に「病」あり

　厚生労働省が発表した平成28年国民生活基礎調査の概況によると，便秘の有訴者率は人口千人あたり，男性が24.5人，女性が45.7人です．日本の人口が1億2千数百万人なので，概算でも国民の440万人余りが便秘で悩んでいることになります．同じ調査によると，不眠を訴える人の割合が男性で千人あたり21.9人，女性で34.9人，消化器関連の症状である「胃もたれ・胸焼け」を訴える人の割合が男性で千人あたり19.2人，女性で27.4人と報告されています．ここからも便秘を訴える人の割合が比較的多いことがわかると思います．

- 便　秘：1,000人あたり，男24.5人，女45.7人，…440万人（悩みあり）
- 不　眠：1,000人あたり，男21.9人，女34.9人，…360万人（悩みあり）
- 胃もたれ・胸焼け：1,000人あたり，男19.2人，女27.4人　…290万人（悩みあり）

また，街のドラッグストアや新聞・雑誌の広告で「すっきり〇〇」とか「どっさり…」など「快便」をイメージするキャッチコピーをしばしば目にすることからも，便秘が多くの人にとって，身近な問題であることが容易に想像できると思います．

　たいてい多くの人は，便秘ごときですぐに医療機関を受診しません．食事内容を変えたり，市販薬を試してもよくならないときに医師に相談してきます．そんな便秘の影には見逃してはならない病気が潜んでいることがあるのです．「たかが便秘…」と甘くみないことが大切です．そんな便秘について解説します．

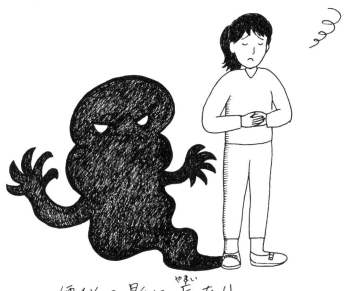

たかが便秘，されど便秘

便秘の影に病あり

前頁で，便秘を甘くみてはいけないと述べましたが，それは

便秘の影に重大な疾患が隠れている

ことがあるからです．「大腸癌」などの器質的異常によるもの（**器質性便秘**）はわかりやすいのですが，このほか「糖尿病」「甲状腺機能低下症」「パーキンソン病」などによる**症候性便秘**と，薬剤の副作用による**薬剤性便秘**を考える必要があります（表1）[1]．このうち特に多いものが薬剤の副作用による「**便秘**」です．ですから薬剤の服用開始時期と便秘の発現時期の関連については必ず確認しましょう．代表的なものは，抗うつ薬，抗精神病薬や麻薬系鎮痛薬です．また，慢性便秘の症例では最低限以下の検査を行います[2]．

- 血算
- 血清カルシウム
- 電解質
- 甲状腺機能検査
- 腹部X線検査（慢性偽性腸閉塞＊と巨大結腸症を除外）

表1 便秘を引き起こす薬剤の例［文献1）より］

鎮痛薬	降圧薬	金属イオン
NSAIDs	カルシウムチャンネル拮抗薬	アルミニウム（制酸薬，スクラルファート）
麻薬および類似薬	クロニジン	硫酸バリウム
抗コリン薬	ヒドララジン	ビスマス
アトロピンおよび類似の鎮痙薬	メチルドーパ	カルシウム（制酸薬，サプリメント）
抗うつ薬	**抗悪性腫瘍薬**	鉄剤
抗精神病薬	ビンカアルカロイド	有毒性重金属（ヒ素，鉛，水銀）
パーキンソン病薬の一部	**利尿薬**	**レジン**
抗てんかん薬		コレスチラミン
抗ヒスタミン薬		ポリスチレンスルホン酸ナトリウム＊

＊商品名は，ケイキサレート®

＊腸管の機械的な閉塞がないにもかかわらず，慢性的な腸閉塞とそれにともなう腹部膨満，嘔気，嘔吐，便秘などをきたす稀な疾患で，今のところ原因は不明です．

そして，薬剤のほかに次の点にも注目しましょう．

> ① 警告徴候がないか（大腸癌を疑うような他覚所見：表2）
> ② 機能性便排出障害（functional outlet obstruction）を示唆する症状や所見がないか

①の警告徴候で器質性便秘が疑われて精査が必要と判断した場合は，大腸内視鏡検査で狭窄病変を除外します．**大腸内視鏡検査を行うと判断した場合，排便状況の確認を注意して行います．**

- 中高年の患者で
- 最近便秘になり
- 便が細い，あるいは腹痛をともなっている
- そして，便が出るときには液状便

という場合，S状結腸から直腸にかけての強度の狭窄が疑われます．この状態で内視鏡の前処置を行うと，腸閉塞や腸管穿孔をきたすリスクがあります．まず腹部CTで大腸の狭窄や腫瘍の有無を確認しましょう．狭窄が疑われれば，浣腸のみで検査を行います．

②が大事な理由は，機能性便排出障害では通常の便秘治療に用いられる緩下剤，下剤が無効だからです．【極論3】で述べますが，「排便時に長時間怒責する」「柔らかい便でも排出困難がある」「排便時に会陰部などを用手圧迫する」などの症状があり，便排出障害が主たる症状と考えられるときには，レシカルボン座薬や浣腸で治療し，効果がない場合には専門医に紹介のうえ，バイオフィードバック療法＊などを試みることになります．

①や②に該当しない場合は，対症療法を試みます．旅行や一時的な生活習慣の変化にともなう急性便秘の場合，警告徴候がないことが確認できれば，ピコスルファートナトリウムやセンナなどの大腸刺激性下剤の投与は即効性があり有効です．なお慢性便秘の細かい治療については【極論3】で詳述します．

＊肛門筋電計や肛門内圧計，直腸バルーンなどを用いて患者に自分自身の肛門の動きを意識化させることによって，便排出障害を改善する治療法を指す[3]．

表2　便秘の患者で注意すべき警告徴候

- 便柱の狭小化
- 便潜血反応陽性
- 鉄欠乏性貧血
- 閉塞症状
- 50歳以上で過去に大腸癌スクリーニングを受けたことがない
- 最近発症した便秘で原因が明らかでない
- 血便
- 直腸脱
- 大腸癌あるいはIBD（炎症性腸疾患）の家族歴
- 体重減少

極論2　「患者の悩みは何なのか…？」を知る

　多くの医療従事者は「便秘」＝「便が出ない」と捉えがちです．患者が「便秘」で困っていると訴えるときには，決して排便回数の減少だけを訴えているのではないことを肝に銘じるべきです．実際に外来で患者が「便秘で困っています」と訴えて，排便回数を尋ねると「毎日あります」と答えることは，決して稀ではありません．このことの裏を返すと，

- 排便時にいきみを要する
- 硬い便が出る
- 残便感がある
- 排便時に閉塞感がある

などの症状も便秘の要素になるということです．表3[4)]に国際的にコンセンサスの得られた**Rome Ⅳの機能性便秘の定義**を示します．この定義からわかるように，**排便回数の減少は便秘の一要素でしかありません**（Rome Ⅳの定義では，排便が毎日あっても，その他の症状があれば，機能性便秘と診断されます）．

表3 機能性便秘の診断基準（Rome Ⅳ診断基準）［文献4）より］

1. 次の2つ以上の項目を満たすこと
    a. 排便の25％以上にいきみがある
    b. 排便の25％以上に兎糞状便あるいは硬便（ブリストル便形状スケール1〜2）
    c. 排便の25％以上に残便感がある
    d. 排便の25％以上に直腸肛門の閉塞感あるいはつまった感じがある
    e. 排便の25％以上に用手的に排便促進の対応をしている（摘便，骨盤底圧迫など）
    f. 排便回数が週に3回未満
2. 下剤を使わないときに軟便になることは稀
3. 過敏性腸症候群（IBS）の診断基準を満たさない

6カ月以上前から症状があり，最近3カ月間は上記の基準を満たしていること

そもそも，多くの患者は便秘で病院にかかりません．市販の便秘薬で対処します．ですから，便秘を主訴に医療機関を受診するということは，「便が出ない」以上の悩みを抱えていることが多いのです（「市販薬が効かないとか…」「癌が心配とか…」）．ですので「便秘」を訴える患者の診療では，まず「何で困っているのか…？」を把握することから始めましょう．筆者の医療面接のチェックリストはこんな感じです．

便秘患者への医療面接チェックリスト

- 排便頻度，便性状，排便に要する時間，血便有無，自己摘便有無など
- 自覚症状有無と出現頻度（腹痛，腹部膨満感，体重減少，残便感など）
- 下剤使用歴と薬の種類，量，服用期間
- 既往歴
- 大腸癌検診の結果
- 大腸癌の家族歴
- 食事内容

便の性状に関しては，**ブリストル便形状スケール**［Bristol stool form scale；BSFS］（図1）を利用するとより正確に把握できます[4]．「スケール1〜2が硬便」「3〜5が普通便」「6〜7が軟便」です．

しかし実際には初診時に排便に関する細かい内容や食事内容にきちんと答えることができる人はいません（本人の記憶では排便頻度が過小評価されていることも多い）．そのため，**慢性便秘の症例では「排便日誌」の利用をお勧めします**（各施設で独自のものを使用してもよいですし，（http://www.carenavi.jp/jissen/ben_care/problem/problem02.html）からダウンロードして使用するのも一法です）．スマホのアプリにも排便日誌として使用できるものがありますので（「うんちキーパー®」「便記ログ®」など），患者の好みに合わせて利用しましょう．

日誌などを利用し，患者の悩みが何かを確認したら，その悩みを解決すべく戦略を立てます．大腸癌が心配になり受診したのであれば，まずその除外を行いますし，排便後に残便感がある・爽快感をともなわないといったことが悩みであれば，便を適度な軟らかさにして便の体積を増やすことを考えます．

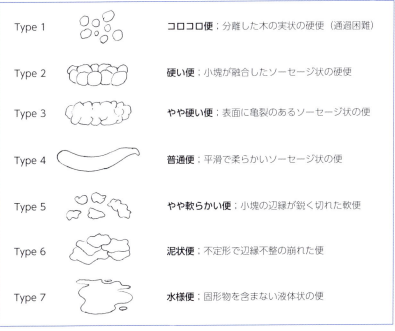

図1 ブリストル便形状スケール（BSFS）［文献4）より］

| 極論3 | 治療戦略は3つに分ける（特発性便秘）：「NTC」「STC」「機能性便排出障害」 |

では，いよいよ便秘の治療法をみていきましょう．まず便秘を機序により3つに分けます．

- NTC；normal transit constipation:（大腸通過正常型便秘）
- STC；slow transit constipation（大腸通過遅延型便秘）
- functional outlet obstruction（機能性便排出障害）

厳密にはX線不透過マーカーを使った検査や直腸内圧測定，バルーン排出検査，排便造影検査などで上記の診断をします．ですがこれは，便秘を訴える患者の数は非常に多いので，全く現実的ではありません．そのため，病歴からどのタイプかを推測して対応します．注目する点は，

① 便の硬さ（下剤を用いない状態でのBSFS）
② 排便の頻度（下剤を用いない状態で）
③ 排便時に長時間にわたる怒責，残便感，軟便でも排泄しにくい直腸閉塞感等の症状があり，時に腹部や会陰部の用手圧迫や摘便が必要になる

以上の3点です．

① 便の硬さは大腸通過時間を反映します．BSFSが1～2の硬便では，大腸通過時間が遅延している可能性が高いと考えられます．一方，BSFSが3～5であれば，大腸通過時間が正常である可能性が高くなります．
② 通過遅延型では，排便の頻度が週1回以下であることが多く，女性により多くみられます．これに対して通過正常型では，排便頻度は毎日から少なくても週3回以上と正常範囲内ですが，排便が毎日ないことが病的であるという誤解をもっていたり，排便による爽快感がないことが主たる悩みであることが多いです．

③ 怒責，残便感，閉塞感などの症状は「便排出障害」を示唆するものです．便排出障害は下剤を投与しても症状の改善はなく，通過遅延型と合併することがあります．これらの症状があれば，必ず直腸診を行います．

上記の事項を確認して，慢性便秘のタイプを推測したら治療戦略を立てます．患者の生活習慣を把握し，それに基づいた戦略を立てないと効果がないため，排便日誌の利用が非常に役に立ちます．

おしりの診察の仕方

おしりの診察は誰にとっても非常に抵抗のあるものです．プライバシーの保たれた部屋で診察を行うことが最低限必要です．カーテンだけで仕切られた空間で，裏動線のスタッフの話し声や隣の診察室の会話が聞こえてくるような環境は避けたいものです．もちろん，男性医師が女性患者を診察するときには，必ず女性スタッフを同席させましょう．

実際の診察では，医師は患者の背後に立つため，患者は何をされるのかという不安や警戒心をもつことが多いものです．無用な警戒心を解くために，個々の診察前に必ず「これから何をするのか」を説明するようにしましょう．また診察は決して手荒く行わないようにします．

実際の診察では以下に注目します．
- 肛門をみる（外痔核，裂肛，肛門腫瘍）
- 肛門周囲を綿棒でこすり，肛門の収縮を確認（収縮がなければ，仙骨神経支配の異常を疑う）
- いきんでもらい直腸脱があるかをみる

さらに，日本ではあまり一般的ではありませんが，ルーチンで直腸指診も行います．
- 直腸内腫瘍の有無
- 女性では直腸瘤の有無（直腸前壁を押して膣側に突出するか）
- 肛門管の緊張度（安静時は内肛門括約筋，いきんだときは外肛門括約筋の機能を反映）
- 怒責時の肛門管の緊張（緊張が上昇する場合には協調運動障害を疑う）

1 「通過正常型」は生活指導と"カマ"で対応

　通過正常型が疑われる場合，まず「正常」な排便頻度について患者と再確認します．およそ週3回以上であれば病的ではないこと，健常人でも排便頻度にばらつきがあることを改めて説明します（毎日の排便にこだわると刺激性下剤の乱用につながることがあります）．そのうえで，ほかの治療を行います．

　通過正常型の場合，頻度は正常でも排便後の爽快感がないことが問題であることが多いのです．そのため便に適度な硬さと体積をもたせることが大事で，次の順番でアプローチします．

> ① 食物繊維摂取（十分な水分と一緒に）と生活習慣改善
> ② 膨張性・浸透圧・分泌性下剤の利用
> ③ 大腸刺激性下剤の頓用

　日本人の食物繊維の基準摂取量は男性で20 g/日，女性で18 g/日なので[5]，繊維摂取量が不足していれば摂取を促します（管理栄養士さんにお願いするのもよいでしょう）．水分も最低1.5 L〜2 L/日摂取するように指導します．

　食物繊維を増やすことが難しい場合，膨張性下剤であるポリカルボフィルカルシウム（ポリフル®，コロネル®）を投与するのも手ですが，保険適応が過敏性腸症候群（IBS）にしかないことと，他剤との相互作用がある点が難点になります．もう1つの膨張性下剤であるカルメロースナトリウム（バルコーゼ®）も軽度の便秘には有効です（十分な水分と一緒に服用することが重要ですが…）．

　生活習慣の改善には，規則正しい食事の摂取（特に朝食を抜かない），適度な運動などが挙げられます．食事の摂取により，胃結腸反射が起き排便を促すため，食事の摂取は重要です．あとは

食後に生じる便意を無視しないよう指導します．

　食事摂取により，大腸の大きな収縮が起きて便塊が直腸へと送られますが，ここで排便を我慢すると直腸まで下りてきた便の水分が吸収されて，便は小さく硬

くなり排便時に怒責を要するようになります．便秘に対する運動の効果に関するエビデンスはありませんが，健康増進という観点から勧めてもよいでしょう．

　さて，生活習慣についての指導を行い便秘が改善すればよいですが，それだけでは効果が不十分な場合が大半です．そのため薬物療法を併用しますが，便を軟らかくする緩下剤が第一選択となります．わが国では浸透圧下剤のなかの塩類下剤である，酸化マグネシウム（通称"カマ"）が用いられることが圧倒的に多いです．欧米ではポリエチレングリコール（PEG）やラクツロースがよく用いられますが，便秘に対する保険適応がありません．便秘に対する効果については十分エビデンスがあるのですが，日本で使えないのは残念なところです．

　酸化マグネシウムは比較的使いやすい薬ですが，以下の点に注意が必要です．

- 効果の発現までに2〜3日間を要する（即効性はない）
- 高齢者や腎障害のある患者では，高マグネシウム血症をきたすことがある
- 1日1回の服用で問題ない（毎食後でなくてもよい）

　マグネシウム製剤が使えない，あるいは効果不十分である場合には，分泌性下剤であるルビプロストン（アミティーザ®）の使用を検討します．通常量は1日2回の服用ですが，服用開始直後に嘔気がみられることがあるため，朝1回の投与から開始して，1週間から10日ほどしてから通常量に増やすと副作用が軽減されます．

　これらで症状が改善しない場合には，ピコスルファートナトリウム，センナなどの大腸刺激性下剤を頓用で投与します．連用により効果が減弱するため，**大腸刺激性下剤はあくまでも頓用で用います**．

2 「遅延通過型」はカマからスタート

　遅延通過型の便秘では食物繊維の摂取増加は，大腸内に停滞していた便の容積がさらに増して症状の悪化を招きます．そのため最初から酸化マグネシウムやルビプロストンなどの緩下剤を中心に治療を行います．プロバイオティクスや消化管運動改善薬が併用されることがあります（あまり大きな効果は期待できませんが…）．

これらが無効の場合には刺激性下剤を用います．刺激性下剤の難点は多くの場合，腹痛をともなうことです．また刺激性下剤の連用は，その効果を弱めさらに増量を余儀なくされます．この場合も刺激性下剤は頓用で用いるのが正しい使い方です．

3 「便排出障害」には座薬や浣腸

　便排出障害には下剤は効きません．軟便であっても排便に努力を要するからです．対応としてはレシカルボン座薬や浣腸を適宜使います．改善しない場合にはより詳しい検査，具体的には直腸内圧測定やバルーン排出検査，排便造影が必要になることがありますし，治療としてバイオフィードバック療法などを行うことがあるため，これらの対応が可能である専門施設（直腸肛門科が対応していることが多い）に紹介します．

　症状から暫定的に特発性便秘のタイプを分けて治療を行っても改善しない場合には，改めて【X線不透過マーカーを用いた大腸通過時間の測定】を行い，再評価します．自施設で施行できないときには，しかるべき医療機関への紹介が必要です．

筆者談 1　水溶性食物繊維と不溶性食物繊維

　食物繊維には「水に溶ける水溶性食物繊維」と「水に溶けない不溶性食物繊維」があります．摂取する不溶性食物繊維と水溶性食物繊維の割合は「2:1」くらいがよいといわれています．例えば，アボカドに含まれる食物繊維は不溶性と水溶性のバランスがよく，お勧めの食品の1つです．

極論4　刺激性下剤の乱用はよくみかける

　市販の便秘薬を患者が使っていることもよくありますが，その多くには，センナ，ビサコジル，大黄などの刺激性下剤が含まれています．そして，これら便秘薬を連用して効果が認められなくなったため，外来を受診する患者も少なくありません．

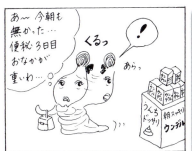

　刺激性下剤は短期間の使用や頓用では，即効性があり有効である反面，連用により徐々に効果が低下することと，排便前の腹痛が起きやすいという短所があります．乱用自体が便秘をより難治性にするため，刺激性下剤の乱用をみかけたら対応が必要です．

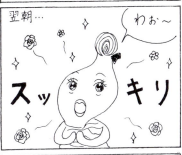

　ここでもまず，**正常人の排便頻度には幅があること（毎日なくても異常ではない）**を患者に説明して理解してもらいます．患者のなかには毎日排便がないと病的であると考え，下剤を乱用することもあり，そうすると排便はいつも腹痛をともない，ときに下痢となり，排便満足感は非常に低くなります．このような患者は「刺激性下剤をやめると便が出なくなるのではないか…？」という恐怖感から，なかなか下剤をやめることができません．このような状況から抜け出すためには，まず排便頻度について正しく理解し

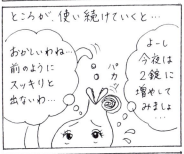

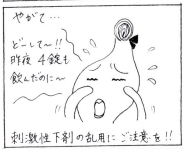

てもらう必要があります．

そのうえで，**【極論 3】**で述べたような**生活習慣の改善と緩下剤（膨張性下剤，浸透圧下剤，分泌性下剤）を使い，刺激性下剤の乱用からの離脱**を図ります．長期間にわたって刺激性下剤を使っていた場合，急に下剤を止めると，便が出なくなることがあります．刺激性下剤を乱用していた状態から大腸の機能が回復するのには，通常何カ月も要するため，根気よく治療を続けるしかありません．具体的には，酸化マグネシウムやルビプロストンなどを使いつつ，どうしても排便がないときに 2～3 日に 1 回程度をめどに刺激性下剤を使うようにします．用量を調節しやすいピコスルファートナトリウムが使いやすいでしょう．

こうした薬剤に加えて，漢方薬の大建中湯や，慢性胃炎があれば消化管運動機能改善薬であるモサプリドを併用することも考えます（モサプリドは「便秘」に対する保険適応はありませんが…）．遅延通過型の場合は，しばしば難治性で，これだけで排便コントロールをつけられず，刺激性下剤を毎日使わざるを得ない場合もありますが，現実には刺激性下剤が不必要に乱用されているケースが圧倒的に多いです．留意すべきは，摂食障害の患者が刺激性下剤を乱用している場合が稀にあることです．そのような患者に遭遇したら専門家へのコンサルトが必要です．

便秘で押えなくてはいけないポイント

1. 便秘の影に隠れた重大疾患の徴候を見逃さない
2. 排便回数の減少は便秘の一要素でしかない
3. 慢性便秘では「排便日誌」が役に立つ
4. 特発性便秘はタイプを分けて治療する
5. 刺激性下剤の乱用からの離脱を図る

コラム1　日本でもようやく「慢性便秘症診療ガイドライン」[6]

　日本の便秘診療は世界からみると「ガラパゴス化」した状態でした（今もそうですが…）. 長いあいだ, 欧米とは異なる便秘の定義, 分類が使われ, さらに体系的な教育がほとんどなされてこなかったため, 医師それぞれが自己流で治療にあたっていた部分が大きかったと思います. その最たるものが, 刺激性下剤の乱用です. そういった意味では, このガイドラインが出たことで, 日本の便秘診療は欧米に一歩近づいたのではないでしょうか.

　ただし, World Gastroenterology Organization（WGO）の便秘ガイドラインで, 医療資源が限られた地域で推奨される検査の1つであるX線不透過マーカーによる大腸通過時間検査ですら保険収載されていませんし, 慢性便秘症の治療薬としてエビデンスのあるポリエチレングリコール（PEG）も便秘治療に用いることができない, など便秘診療を取り巻く日本の現状は依然としてガラパゴスのままです.

　また, 今回発表されたガイドラインでは慢性便秘症のサブタイプ別のアプローチが明確に記されておらず, 個人的には非常に不完全なものと感じます. ガイドラインといいつつ,「治療」の項を除いて内容は「総説」であり, 推奨度やエビデンスレベルの記載がない点も不十分だと感じます. 加えて, このガイドラインの詳細は, 書籍を求めないと知ることができないため, ガイドラインへのアクセスが限られ, どれだけ普及するのか疑問が残ります.

　次回の改訂ではこのような点が改善されることを期待します.

●文献

1) Schiller LR: Chapter 9, Diarrhea and Constipation In Digestive Disease Self-Education Program 8. Sweetser S. ed. AGA, Bethesda 2016.
2) Lembo AJ: Chapter 19, Constipation. In Feldman M, Friedman LS, Brandt LJ. ed. Sleisenger and Fordtran's Gastrointestinal and Liver Disease. 10th ed（電子版）. Elsevier, 2016.
3) 味村俊樹: 機能性便排出障害型便秘症に対するバイオフィードバック療法の実際. 中島淳編 臨床医のための慢性便秘マネジメントの必須知識. pp176-82. 医薬ジャーナル社. 2015.
4) Mearin F, Lacy B.E, et al: Bowel Disorders. Gastroenterology 2016; 150: 1393-1407.
5) 厚生労働省:「日本人の食事摂取基準（2015年版）策定検討会」報告書. 平成26年3月28日（http://www.mhlw.go.jp/stf/shingi/0000041824.html）.
6) 日本消化器病学会関連研究会. 慢性便秘の診断・治療研究会（編集）: 慢性便秘症診療ガイドライン2017. 2017. 南江堂.

8 嚥下障害
[dysphagia]

> 極論1　まず症状発現のタイミングで分ける．
> 　　　　「すぐか？」「数秒後か？」
> 極論2　食道性嚥下障害は「内視鏡」が必須
> 極論3　口腔咽頭性嚥下障害なら
> 　　　　「嚥下造影検査」「耳鼻科評価」
> 極論4　最後は「食道内圧測定」を行う

極論1　まず症状発現のタイミングで分ける．「すぐか？」「数秒後か？」

口から摂取した飲食物は，

① 下咽頭から食道へ [口腔咽頭性 oropharyngeal 嚥下]
② さらに，食道の蠕動運動により胃へ [食道性 esophageal 嚥下]

と運ばれます．そして，上記①と②の過程のどこかに障害があると，**嚥下障害 [dysphagia]** ということになるわけです．嚥下障害と認識されたあとは，これら①と②のどちらを疑うかによりその後のアプローチが異なります．すなわち，

①は，口腔・頭頸部癌など器質的疾患，あるいは神経筋疾患が原因であり，耳鼻咽喉・神経内科へのコンサルト，そして頭頸部CTや嚥下造影検査（videofluoroscopy；VF）を要します．
②は，内視鏡による食道の精査が必須（【極論2】参照）

この2つを鑑別するポイントは「症状発現のタイミング」です．口腔咽頭性嚥下障害の場合，嚥下開始とほぼ同時または嚥下開始直後に症状が発現し（口腔咽頭性嚥下はほぼ1秒以内に完結します），「むせこみ」「鼻への逆流」「構音障害」などをしばしばともないます．

これに対して，食道性嚥下障害は，飲み下したものが食道に達してから症状が出るため，嚥下開始より数秒してから症状が発現します．この場合，食べたものが食道につかえる感覚があり，患者は食べものがつかえる場所をだいたい指し示すことができます（ときにつかえ感が頸部に放散し，病変の推測が難しい場合もあります）．

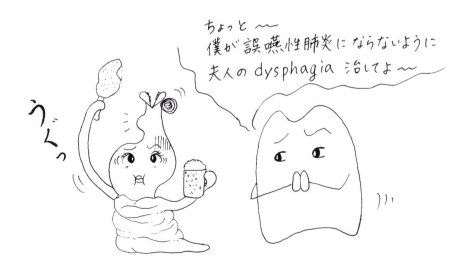

極論2　食道性嚥下障害は「内視鏡」が必須

「食道性嚥下障害」と考えられる場合には，問診を続けて「どのような飲食物で症状が出現するのか…？」を確認します．

食道性嚥下障害における鑑別のチェックポイント

- <u>固形物でのみ症状が出る場合には，食道の狭窄が存在することが推測され</u>，腫瘍か炎症性疾患が鑑別に挙がります．代表例は「食道癌」で，典型的には進行性に嚥下障害が悪化します．一方の炎症性変化の代表例は「逆流性食道炎」です．これらのほかに，欧米を中心に最近注目されているのが「好酸球性食道炎（EoE）」です（コラム1参照）．

- <u>液体と固形物の両方で嚥下障害が出現する場合には，食道の運動機能障害が考えられます</u>（「アカラシア」等）．

ただし，問診から得られた症状のみから食道癌や炎症を完全に否定することは困難です．上記の疾患を見逃してしまうと重大な転帰を招きかねません．ですので，食道性嚥下障害と判断したらやはりタイトルどおり「まずは内視鏡」ということになってしまいます．

ほかに「問診から嚥下困難に嚥下痛をともなう」ということがあります．こうした場合は，まず間違いなく炎症性変化（薬剤，感染，腫瘍などによる炎症，潰瘍形成）を念頭に置かなくてはなりませんので，やはり内視鏡による確認は必須です（コラム1参照）．

内視鏡検査の落とし穴

　内視鏡検査には弱点もあります．内部からの観察であるため「食道壁外からの圧排をみつけにくい」ということがあり，内視鏡検査で粘膜面の異常を認めない嚥下困難の場合，食道造影検査やCTが有用であることがあります．

　私が経験した症例の1つでは，高齢の女性が食べものがつかえると外来を受診し，型どおり内視鏡検査を行いました．食道粘膜は正常で腫瘍性病変はありませんでしたが，下部食道に拍動性の圧排を認めました．ただし，スコープは抵抗なく通過したため，当初は「これが症状の原因」とは確証がもてませんでした．そのため食道造影検査を行うと，圧排部位で造影剤の停滞を認め，胸部CTでは，動脈硬化により蛇行した胸部大動脈が下部食道を圧排していました．

　このように食道壁外からの圧排や食道リングが原因の嚥下障害の診断には，造影検査やCTが有用であることがあります．

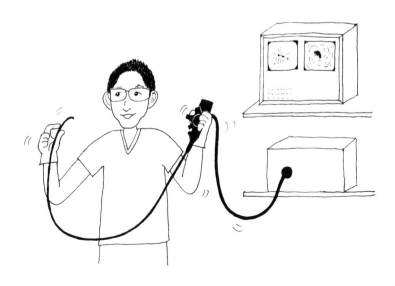

極論3　口腔咽頭性嚥下障害なら「嚥下造影検査」「耳鼻科評価」

　脳卒中，パーキンソン病，重症筋無力症などの脳神経疾患，または癌などの口腔咽頭の構造異常が「口腔咽頭性嚥下障害」の主なものです（表1）[1]．脳神経疾患では，嚥下の障害以外に構音障害，麻痺や振戦などがみられることも多いです．

　口咽喉頭の構造異常をきたすような腫瘍，例えば，舌癌，咽頭癌や，甲状腺腫による頸部食道圧排などは身体診察で発見できる可能性がありますが，だいたいのケースでは頭頸部 CT で診断を確定させます．

　口腔咽頭性嚥下障害が疑われるものの，原因が定かでない場合には，**嚥下造影検査**（videofluorography；VF）を行います．先述したように，口腔咽頭性嚥下は約 1 秒で終わってしまいます（よって，食道造影のように X 線写真を撮る検査では，何もわかりません）．そのため，嚥下の様子を透視下で正面と側面の 2 方向からビデオ撮影して解析するものが VF です．この検査の特徴は，診断のために行うとともに，どのような形態の食事を，どのような姿勢で嚥下すれば，安全に摂取できるかを判断する**「治療のための検査」**としても**有意義**である点です．こうした側面もあるため，この検査は嚥下リハビリにかかわる専門医が主に行いますが，ひととおりの検査の概要と注意事項を以下に挙げておきます．

VFの概要と注意事項

- X 線透視を用いる検査なので，検査室まで移動が必要です
- 同時に音声も録音します（画像だけだと，何が起きているかわかりづらい）
- バリウムを混ぜたさまざまな形態の模擬食品を食べてもらい，嚥下の様子，誤嚥の有無を評価します
- 半固形から始めて，状態をみながら形態を変えます（嚥下に問題のある患者の食事と同様です）
- 誤嚥が認められる場合，どのような形態の食品を，どのような姿勢で嚥下すると，誤嚥しないかを検討し，今後の食事に活かします
- 誤嚥により患者の状態が悪化することがあるため，吸引や酸素など「イザ」というときの準備が必須です．

VFの標準的検査法については，文献2）に記載されており，ダウンロード（https://www.jsdr.or.jp/doc/doc_manual1.html）も可能です．

なお，口腔咽頭性嚥下障害を疑ったものの，VFで異常がない場合には，食道性嚥下障害を除外するため，やはり上部消化管内視鏡検査による評価を行います．

表1 口腔咽頭性嚥下障害の原因［文献1）より］

神経筋疾患[*1]	・筋萎縮性側索硬化症
	・中枢神経系腫瘍
	・特発性上部食道括約筋障害
	・上部食道括約筋または咽頭の内圧測定上の異常[*2]
	・多発性硬化症
	・筋ジストロフィー
	・重症筋無力症
	・パーキンソン病
	・多発筋炎または皮膚筋炎
	・ポリオ後症候群
	・脳卒中
	・甲状腺機能異常
構造異常	・癌
	・咽頭または頸部の感染
	・骨棘または他の脊椎異常
	・過去の手術または放射線治療
	・近位食道ウェブ
	・甲状腺腫大
	・Zenker憩室

*1：骨格筋あるいは骨格筋を支配する神経の疾患すべてで嚥下障害が起こりうる
*2：嚥下障害と内圧測定上の異常の真の関連は不明な点が残るが，多くの内圧測定上の異常が報告されている

極論4　最後は「食道内圧測定」を行う

　最後に，**アカラシア**［achalasia］を代表とする食道運動機能障害が疑われる場合ですが，このときは「食道内圧測定」を行います．昔は造影検査で食道下端に鳥のくちばし状の変化を認めたり，食道の拡張があれば「アカラシア」と診断していましたが，最近は**食道高解像度内圧検査［high resolution manometry；HRM］**が使用されるようになり，より詳細な食道内圧測定を行うことで確定診断が可能になりました．

　従来用いられていた内圧測定器具と比較すると，HRMは咽頭から近位胃まで多数の圧センサーを有し（1 cm間隔に最大36個，従来は5個程度），圧データをカラー表示して（圧トポグラフィー），食道全体の機能を視覚的に容易に判定できます．この圧センサーをもつチューブ状の器具を患者の鼻から挿入し，嚥下をしたときの食道内圧変化を解析することで診断します．以前は，圧情報を紙にトレースされたものから診断していましたが，そのときと比べると精度が上がり，判定が非常に容易になりました．

　残念ながら，HRMによる食道内圧測定は日本のどの施設でもできる検査ではありませんが，自施設でできない場合には，検査のできる施設へ紹介しましょう．アカラシアの食道内圧測定の典型的な所見は，嚥下時のLES（下部食道括約筋）弛緩不全と一次蠕動波の消失で，多くはLES圧高値をともないます．アカラシア以外の食道運動機能異常には，DES（distal esophageal spasm，遠位食道痙攣），jackhammer esophagus（ジャックハンマー食道）などがあります．

　日本におけるアカラシアの有病率は10万人に1人くらいとされますが，実際には診断されていない潜在的な患者がかなりいると推定されています．アカラシアの治療は進化しており，POEM（per-oral endoscopic myotomy，経口内視鏡的筋層切開術）という内視鏡治療ができるようになりました（平成28年に保険収載）．これは，食道の外側からLES部の筋層に切開を入れるHeller myotomy（ヘラー筋層切開術）を食道の内側から行うものです．下部食道の粘膜にトンネルを掘り，LES部の筋層に内側から切開を入れる治療で，アカラシアに有効な治療で

す．Heller myotomy が行えない場合，従来治療として，カルシウムブロッカーや亜硝酸薬の食前の服用，LES 部へのボツリヌス毒素の内視鏡的注射，あるいは LES 部のバルーン拡張などが行われますが，前述した POEM がより確実な治療であるため，こちらが治療の中心になると考えられます．アカラシアの診断技術が進歩して低侵襲で確実な治療ができるようになった今，病気が進行して食道がＳ状結腸のように拡張する前に，この疾患を疑い内圧測定で診断をつけることが大事です．

余談ですが，非心臓性胸痛（NCCP）の原因として，GERD（胃食道逆流症）以外に食道運動機能異常があるので，そのような疾患を疑った場合にも食道内圧測定の適応があります．

コラム1　好酸球性食道炎（eosinophilic esophagitis；EoE）

EoE は今後，日本においても徐々に認識されることが予想されます．嚥下障害，胸焼け，胸痛をきたす疾患の1つとして覚えておきましょう．

- 食物などが抗原となり，食道に慢性的なアレルギー性炎症を引き起こす疾患です．
- 欧米を中心に有病率が増加していて，欧米の報告では有病率が 10 万人あたり 55 人と報告されています [3]．
- 日本における正確な有病率は不明ですが，内視鏡受検例の 0.02％に本疾患を認めたとされます [4]．

- 内視鏡検査では，食道内に白斑，縦走溝，気管様狭窄などの変化を認めることがありますが，内視鏡検査では異常を認めない場合が3割程度存在します．そのため，臨床的に EoE が疑われる場合には，食道の複数個所から生検を行うことが必要です．
- EoE 以外にも食道粘膜の好酸球増多をきたす疾患があるため，これらを除外することも大切です．それらには GERD，好酸球性胃腸炎，セリアック病，炎症性腸疾患（IBD），薬剤に対する反応，好酸球増加症候群，感染症，自己免疫疾患，移植片対宿主病などがあります．

筆者談 1　薬剤性食道炎

　内服した薬で食道粘膜に傷害が生じると，嚥下障害や嚥下痛を起こします．通常，症状は急性発症です．薬剤性食道炎を引き起こす薬剤は多数報告されていますが，そのなかで比較的頻度の高いものには，NSAIDs，ビスホスホネート製剤，塩化カリウム，ドキシサイクリン，テトラサイクリン，アスコルビン酸，硫酸鉄などがあります．炎症を起こしやすい部位は，大動脈弓による生理的狭窄部位と下部食道括約筋の直上です．

　この症状は，先に挙げた薬剤を水なしあるいは少量の水で服用した場合や，横になったまま服用した場合，服用後すぐに臥床した場合に起こしやすく，特に高齢者でリスクが高いです．薬剤は十分な水（少なくともコップ1杯）で服用し，服用後にすぐに横にならないように指導することが大切です．

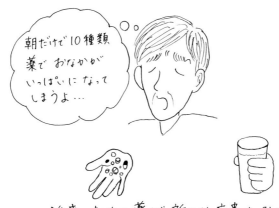

嚥下障害で押えなくてはいけないポイント

1. ①口腔咽頭性嚥下と②食道性嚥下かで対応を変える
2. ①と②の鑑別のポイントは「症状発現のタイミング」
3. 食道性嚥下障害では症状出現を問診し，内視鏡検査で確定する
4. 口腔咽頭性嚥下障害の原因は「脳神経疾患」「構造異常」，それ以外は VF で
5. アカラシアでは HRM で「食道内圧測定」を行う

●文献
1) Devault KR: Symptoms of Esophageal Disease. In Sleisenger and Fordtran's Gastrointestinal and Liver Disease. Feldman M, Friedman LS, Brandt LJ. ed.(電子版). Elsevier, 2016.
2) 日本摂食嚥下リハビリテーション学会医療検討委員会：嚥下造影の検査法（詳細版）. 日摂食嚥下リハ会誌 2014;18:166-86.
3) Prasad GA, Alexander JA, et al: Epidemiology of eosinophilic esophagitis over three decades in Olmsted County, Minnesota. Clin Gastroenterol Hepatol. 2009 Oct;7(10):1055-61.
4) Fujishiro H, Amano Y, et al: Eosinophilic esophagitis investigated by upper gastrointestinal endoscopy in Japanese patients. J Gastroenterol 2011;46:1142-4.

9 機能性ディスペプシア [functional dyspepsia; FD]

> 極論 1　機能性ディスペプシアでは内科医の素養が試される
> 極論 2　FD の分類は食事で
> 極論 3　まず「除菌」
> 極論 4　治療の主体は「酸分泌抑制」と「消化管運動機能改善薬」

極論 1　機能性ディスペプシアでは内科医の素養が試される

1 病歴なくして FD は診断できない

「胃がもたれる」「胃が痛い」「胃がむかつく」「胃が張って食べられない」など，胃にまつわる訴えは日常の診療で非常に多いですね．ただ，こうした主訴の患者の問題は，

調べても症状の原因がはっきりとしない！
（結局は内視鏡検査？）

ということかと思います．この章では**機能性ディスペプシア**（functional dyspepsia；FD）を扱いますが，もし上記のような訴えをもつ患者が確実に FD であるならば，介入の余地が生まれてきます．順番にみていきましょう．

FDは以前にはnon-ulcer dyspepsiaとも呼ばれていました．その名のとおり，

**消化性潰瘍などの
器質的疾患がないにもかかわらず
上腹部症状がある**

という状態です．この疾患の厳密な定義としてはRomeIVによるものがあります（表1）[1]．そこでは，

- 慢性的な症状
- 日常生活に支障をきたしている

の2つのポイントが必要となります．ですので，飲み過ぎた翌日に胃もたれや胃のむかつきを一過性に経験することがあるかもしれませんが，そのようなものはFDに含まれません．

FD 診断への道しるべ

FDに特異的なバイオマーカーがなく，各種検査（血液検査，上部消化管内視鏡検査，腹部超音波検査など）も他疾患の除外のためだけに行います．地道に病歴から近づいていくしかありません．

病歴聴取にあたっては，「患者がつらいと感じる訴えが何か…？」を把握して，特に①食事との関連と，②症状を軽快する因子と，③増悪する因子——を把握することが大切です．また，医療機関の受診には，症状の解決以外に「胃癌が心配になった」「身内が膵臓癌で亡くなったが，自分の症状も膵臓癌によるものではないか」といった隠された動機がしばしば存在します．病歴から鑑別診断を考えるのと同時に，隠された動機を探ったうえで，行うべき検査を取捨選択します．

**このプロセスをないがしろにすると，
患者は別の医療機関に答えを求めて去って行きます．**

また，検査をして予期せぬ異常がみつかっても，この問診がきちんととれていれば，FDかそうでないかは目安がつきます．例えば，上腹部痛を訴える患者の腹部超音波検査で胆嚢結石を認めた場合を考えてみましょう．このときの訴えが「痛みは食事と関連なく，心窩部の重い痛みで1〜2時間続く」というものであれば，胆嚢結石による痛みは考えにくいはずです（胆石の典型的な訴えは「食後30分くらいして，心窩部から右上腹部に感じる中等度の鈍痛で，15分くらいでピークに達し1時間程度続く」というもの）．**FDの診断で病歴の聴取は非常に重要な部分を占めるわけです**．

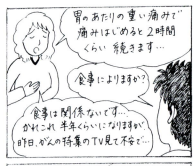

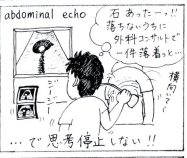

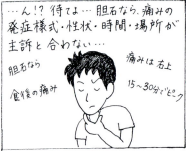

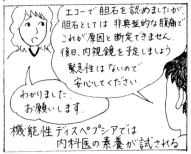

表 1 機能性ディスペプシアの診断基準（Rome Ⅳ）[文献 1) より]

B 1　機能性ディスペプシア（FD）

診断基準
1. 以下の 1 つ以上がある：
   a．つらいと感じる食後の胃もたれ感
   b．つらいと感じる早期飽満感
   c．つらいと感じる心窩部痛
   d．つらいと感じる心窩部灼熱感
   かつ
2. 症状を説明できる器質的疾患が存在しない
   B1a．食後愁訴症候群（PDS）かつ／または B1b．心窩部痛症候群（EPS）の診断基準をみたす．少なくとも 6 カ月以上前から症状があり，最近 3 カ月は症状が続いている

B1a．食後愁訴症候群（PDS）

診断基準
　以下のうち一方または両方の症状が少なくとも週 3 日ある：
1. つらいと感じる食後の胃もたれ感（通常の行動に影響を与える程度の症状の強さ）
2. つらいと感じる早期飽満感（通常量の食事を食べきれない程度の症状の強さ）
　通常行われる検査（上部消化管内視鏡検査を含む）で症状を説明しうる器質的，全身的，あるいは代謝的疾患が存在しない．少なくとも 6 カ月以上前から症状があり，最近 3 カ月間は症状が続いている

備　考
- 食後の心窩部痛または灼熱感，心窩部の膨満感，過剰な曖気，嘔気をともなうことがある
- 嘔吐がある場合には他の疾患を考えるべきである
- 胸焼けはディスペプシア症状ではないが，しばしば併存する
- 排便や放屁によって改善する症状は，一般的にディスペプシア症状の一部と考えるべきではない

　その他の個別の消化器症状やいくつかの症状（例：GERD や IBS による症状）が PDS と併存することがある

B1b．心窩部痛症候群（EPS）

診断基準
　以下のうち 1 つ以上の症状が少なくとも週に 1 日以上ある：
1. つらいと感じる心窩部痛（通常の行動に影響を与える程度の症状の強さ）
   かつ／または
2. つらいと感じる心窩部灼熱感（通常の行動に影響を与える程度の症状の強さ）
　通常行われる検査（上部消化管内視鏡検査を含む）で症状を説明しうる器質的，全身的，あるいは代謝的疾患が存在しない．少なくとも 6 カ月以上前から症状があり，最近 3 カ月間は症状が続いている

備　考
1. 疼痛は食事摂取により誘発されたり，食事摂取で軽快したり，または空腹時に生じることがある
2. 食後の心窩部膨満感，曖気，嘔気が存在することがある
3. 持続する嘔吐は他の疾患を示唆する
4. 胸焼けはディスペプシア症状ではないが，しばしば併存する
5. 疼痛は胆道由来の疼痛の基準を満たさない
6. 排便や放屁によって改善する症状は，一般的にディスペプシア症状の一部と考えるべきではない

　その他の個別の消化器症状やいくつかの症状（例：GERD や IBS による症状）が PDS と併存することがある

GERD（胃食道逆流症），IBS（過敏性腸症候群）

2 診療には「よい患者-医師関係」が必須

　患者の訴えに基づいて精査を行い，「何もみつからなかった」とき，FD でないかと考えるのですが，診断の目安をつけたら終わりではありません．その後の対応が非常に大切になります（「検査で異常がない」＝「問題なし」と捉えない）．なかには検査で異常がないと安心して，症状が軽快するケースも存在しますが，大多数の患者は「では，どうして症状があるのですか」という疑問や「何か見逃されているのではないか」という不安をもちます．こうしたとき患者には，

- 検査では異常を認めなくても，消化管の機能異常でさまざまな症状を引き起こしうること
- 現に症状が日常生活に影響を与えている事実を医師として理解していること
- しかしながら決して生命を脅かすような状態ではない

という 3 点を説明したうえで，治療に取り掛かる必要があります．ここで大切なことは，一度きちんと患者を評価したら，自分の診断に「自信」をもつことです．「もしかしたら重大な疾患を見逃しているかもしれない」と医者が不安を抱いていると，その不安は患者に伝わるものです．そもそも，Rome IV の診断基準で「症状が 6 カ月以上にわたり存在する」としているのは，悪性腫瘍などの器質的疾患が存在する可能性が極めて低くなるためです．適切に精査を行い FD と診断したら，医師はで・ー・ん・と構えて診療にあたることです．

　患者の訴えを真摯に聴き，適切な精査を行い治療にあたる，という当たり前のことが，「よい患者-医師関係」を築く土台となります．

極論2　FDの分類は食事で

　FDの原因はまだ完全に解明されておらず，いくつかの疾患の集合体である可能性があります．そのため，治療は症状に応じた対症療法が中心となります．このときまず，食事摂取に関連したものと，そうでないものの大きく二群に分け対応します．

FDの原因となる二大要素

1) **食事摂取に関連したもの**：食後愁訴症候群（postprandial distress syndrome；PDS）と呼ばれ，食事の最中にお腹がいっぱいになり食べられなくなる早期飽満感，食後の上腹部膨満感，胃もたれなど食事摂取に関連した症状を特徴とします
2) **食事摂取と関連しないもの**：心窩部痛症候群（epigastric pain syndrome；EPS）と呼ばれ，心窩部痛や心窩部の灼熱感を訴え，これらの症状は食事摂取と関連なく起きます

　その機序は完全にクリアではありませんが，以下の胃での消化と胃内容物の排出のメカニズムのいずれかが障害された状態ととらえられています．

① 胃に食べものが入ると，胃底部が弛緩して，ここに食べものが貯えられます（「反応性弛緩」といいます）
② 胃底部から胃体部の食物は撹拌され，胃酸やペプシンと混ざり消化されてから前庭部に送られます
③ 前庭部で機械的にすりつぶして1～2 mm大に小さくなった食べものが十二指腸へ流入します
④ 十二指腸にある化学受容体は酸や高張液を感知し，また小腸全体にある化学受容体は脂肪を感知して，コレシストキニン（CCK），セクレチンなどを介して胃排出を遅らせます（胃から食べものがいっきに十二指腸に流入しないように調節しているわけです）

例えば，前述の①の反応性弛緩がうまくいかないと，食べものを胃に貯留できず，早期飽満感や上腹部膨満感を引き起こします．反応性弛緩は迷走神経を介して起きるため，手術で迷走神経を切除した患者や，糖尿病，アミロイドーシスなどの自律神経障害をきたす患者で高頻度にこの現象がみられます．反応性弛緩が起きないと，液体は正常人より早く十二指腸に流入することになり，特に**甘い飲み物などの高張な液体**を摂ったときに十二指腸からのフィードバックがかかって胃排出が遅延し，上腹部膨満感や胃もたれを助長します．
　このほか，**脂肪分の多い食べもの**も十二指腸からのフィードバックで胃排泄が遅延し胃もたれを引き起こします．PDS の患者には，高脂肪食を避けるように指導する理由はそこにあります．
　PDS の場合は消化管運動機能改善薬が比較的有効であることが多く，一方 EPS では PPI（プロトンポンプ阻害薬）をはじめとする酸分泌抑制薬が比較的有効です．ただし，PDS と EPS はオーバーラップすることもあり[2)3)]，一剤では症状のコントロールが不十分なこともしばしばあります（こういうときは 2 種類以上の薬剤を併用する．極論 4 で詳述します）．

極論3　まず「除菌」

　HP（*H. pylori*）感染が FD でみられるような上腹部症状を引き起こすことがあります．ですので，HP 感染があればまず「除菌」を行います．ただ，HP 感染が存在しても症状のない人も多くいますし，逆に HP 感染のない患者が上腹部症状を訴える場合も少なくありません．なので，実際に HP 感染が FD 症状の原因であるかどうかは，

「除菌」をして，症状改善があるかどうか

をみてみるまではわかりません．除菌後に症状が改善し，その状態が少なくとも 6 カ月以上持続するようであれば，**HP 関連ディスペプシア**と判断できるわけです[4)]．

HP除菌の効果はどの程度期待できるのでしょうか…？　Rome IV以前の定義による研究になりますが，FD症状をきたしてHP感染のある患者を対象としたランダム化比較試験（RCT）の系統レビューでは，HP除菌によるFDの治療のNNT（治療必要数）は14人と報告されています[5]．また，その後に行われた（RCT）ではNNTは8人と報告されています[6]．14人とか8人というNNTは一般的に非常に「低い」と捉えられますし，除菌により胃癌のリスクを下げられるメリットもあることを考慮すると，内視鏡検査でHP感染胃炎があるFDの患者では，まず「除菌」するということになります（ただし内視鏡検査で胃炎すらないと，保険診療の範疇ではHP感染の検査も除菌もできません［残念ながら］）．HP感染がない場合や，HP除菌後も症状が続く場合の治療については，次頁に述べます．

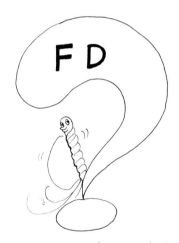

得体の知れぬ functional dyspepsia に
ピロリが関連することも…．

極論4 治療の主体は「酸分泌抑制」と「消化管運動機能改善薬」

極論2で述べたように，FDは2群に分けられます．そのうち上腹部痛が主体のEPSは「酸分泌抑制薬」が第一選択となります．一方，食後の胃もたれや膨満感を訴えるPDSは「消化管運動機能改善薬」が第一選択になるということはすでに述べました．

1 「痛み」が主体ならPPI

酸分泌抑制薬としてH2RA（ヒスタミンH_2受容体拮抗薬），またはPPIを投与します（ただし，日本ではいずれの薬もFDに対して保険適応がありません）．「H2RAとPPIのどちらを投与すべきか…？」ですが，PPIのほうが有効であると最近のアメリカのガイドラインでは結論しています[7]．また，PPIの投与に関してGERDの治療と異なる点は，**PPIの1日1回投与で症状の改善がないときには，1日2回に増量しても効果は望めないことです**[7]．さらに，FDの場合には消化性潰瘍の場合のように速やかな改善は期待できません．治療効果の判定は8週間待って行います．そしてこの時点で症状改善が認められれば継続しますが，半永久的に投与するわけではありません．**症状が小康状態であれば，6カ月から1年間投与したあとに投薬の中止を試みます**．胃食道逆流症（GERD）の2章でも触れましたが，PPIの長期投与には，頻度は少ないながら懸念される副作用があります．FDの場合にも，投与期間は最小限になるよう努力します．ただし，一般的にFDは慢性の経過をたどるため，再燃時にはPPIを再開します．

2 「胃もたれ・膨満感」なら消化管運動機能改善薬

早期飽満感，上腹部膨満感，胃もたれなどのPDS症状が主体の場合には，消化管運動機能改善薬を投与します．消化管運動機能改善薬として，わが国にはトリメブチン，モサプリド，イトプリド，メトクロプラミド，ドンペリドン，アコチアミドなどがありますが，FDに保険適応があるのは**アコチアミド**のみです．消化管運動機能改善薬とプラセボとの比較で有意な症状の改善を認めることが，メタ解析で示されていますが[8]，じつはこの多くのデータは，すでに発売中止となったシサプリドを含んだものです．わが国で唯一FDに保険適応のあるこのア

コチアミドは，PDS患者での症状改善が示されています[9]．その他の消化管機能改善薬については，PPIほど一貫した効果は示されていません（さらに，メトクロプラミド［プリンペラン®］は，遅発性ジスキネジアの副作用があるので注意を要します）．消化管運動機能改善薬の場合も，4〜8週間で効果を判定して無効であれば，他剤への切り替えを考慮します．

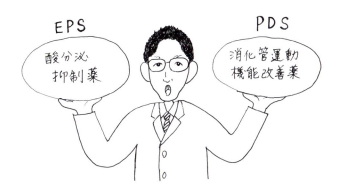

FDの治療の主体は，「酸分泌抑制」と「消化管運動機能改善」

3 酸分泌抑制薬や消化管運動機能改善薬が「無効」のときは？

FDの治療では少なからずプラセボ効果が認められるものの，酸分泌抑制薬や消化管運動機能改善薬が無効の場合は少なくありません．また，症状の改善は認めたものの，完全に消失しない場合もあります．そのようなときに選択される治療薬には「漢方薬」「抗うつ薬」「抗不安薬」があります．このうち六君子湯はFDという病名に保険適応はありませんが，FDでみられる症状に対する適応があります．一方，抗うつ薬，抗不安薬はFDには保険適応はありません．

PPIやアコチアミドが「無効」のときの対処法

- 漢方薬の六君子湯は，プラセボと比較して心窩部痛を有意に改善し，食後の上腹部膨満感の改善傾向を認めるとされます[10]．FDに対して劇的な効果を

認める治療薬がない状況下では，治療の選択肢が1つでも多いことは助かります．偽アルドステロン症，ミオパチー，肝障害などの副作用に注意すれば，漢方薬を併用もしくは second line の治療薬として使うのは1つの手です．

- 抗うつ薬・抗不安薬の一部は FD に対して有効で，わが国のガイドラインでも「使用することを提案する」と記載されています．このうち，三環系抗うつ薬であるアミトリプチリンは心窩部痛の改善に有効とされますが[11]，実際に使用すると，少量の投与でも，口渇，便秘，眠気などの副作用が出現し使いづらい印象があります．うつ病に使う用量より少ない量を投与するのですが，それでも副作用のため継続できない場合が少なくありません．

- 抗不安薬のクエン酸タンドスピロンは，わが国の RCT で心窩部痛に対する有効性が示されています[12]．4 週間投与での評価であるため，長期使用した場合の効果や副作用についてはわかりませんが，この薬剤の適応である不安，抑うつなどの症状も併存すれば，試してみるのも手かもしれません．

最後に

　機能性ディスペプシアという疾患は，医師にとっても患者にとっても「得体の知れないもの」に感じるかもしれません．血液検査にしても，内視鏡検査にしても，何らかの異常所見があれば，医師はそれが原因だと確信をもてるでしょうし，患者に病気を説明しやすいはずです．一方，患者は異常を「みる」ことで症状や病気を納得しやすいでしょう．これに対して，機能性ディスペプシアは「目にみえる異常がない」ものの，「症状が存在する」わけです．

　多くの医師は客観的に捉えられる異常所見がないと，「異常ありません」で片づけてしまいがちですが，それでは症状に困っている患者の助けにはなりません．患者と医師が一緒になって，この「得体の知れないもの」に立ち向かう姿勢こそ，良好な「患者-医師関係」を築く鍵ではないでしょうか．そのためには，面倒が

らずに患者の訴えを聴き，器質的疾患を除外したあとは，患者の不安と症状を軽減することに注力する．華々しさはありませんが，まさに内科医の腕の見せ所だと思います．

FDで押えなくてはいけないポイント

1　FDの定義は「慢性的」かつ「日常生活に支障」がポイント
2　病歴聴取でしっかり主訴を確認，診断には自信をもつ
3　診断には「Rome Ⅳ」を駆使せよ
4　PDSとEPSで分類せよ
5　PPIに，アコチアミド，それがだめなら漢方だ

●文献
1) Stanghellini V, Chan FK, et al: Gastroduodenal disorders. Gastroenterology. 2016 May;150(6):1380-92.
2) Vanheel H, Carbone F, et al: Pathophysiological abnormalities in functional dyspepsia subgroups according to the Rome Ⅲ criteria. Am J Gastroenterol. 2017 Jan;112(1):132-140.
3) Carbone F, Holvoet L, et al: Rome Ⅲ functional dyspepsia subdivision in PDS and EPS: recognizing postprandial symptoms reduces overlap. Neurogastroenterol Motil. 2015 Aug;27(8):1069-74
4) Sugano K, Tack J, et al: Kyoto global consensus report on Helicobacter pylori gastritis. Gut. 2015 Sep;64(9):1353-67.
5) Moayyedi P, Soo S, et al: Eradication of Helicobacter pylori for non-ulcer dyspepsia. Cochrane Database Syst Rev 2011; 16(2):CD002096.
6) Mazzoeleni LE, Sander GB, et al: Helicobacter pylori eradication in functional dyspepsia: HEROES trial. Arch Intern Med. 2011 Nov 28;171(21):1929-36.
7) Moayyedi P, Lacy B, Andrews C, et al: ACG and CAG Clinical guideline: Management of Dyspepsia. Am J Gastroenterol. 2017 Jul;112(7):988-1013.
8) Moayyedi P, Soo S, Deeks J, et al: Pharmacological interventions for non-ulcer dyspepsia. Cochrane Database Syst Rev 2006: CD001960.
9) Matsueda K, Hongo M, et al: A placebo-controlled trial of acotiamide for meal-related symptoms of functional dyspepsia. Gut. 2012 Jun;61(6):821-8.
10) Suzuki H, Matsuzaki J, et al: Randomized clinical trial: rikkunshito in the treatment of functional dyspepsia- a multicenter, double-blind, randomized, placebo-controlled study.

Neurogastroenterol Motil. 2014 Jul;26(7):950-61.
11) Talley NJ, Locke GR, et al: Effect of amitriptyline and escitalopram on functional dyspepsia: A multicenter, randomized controlled study. Gastroenterology. 2015 Aug;149(2):340-9
12) Miwa H, Nagahara A, et al: Efficacy of the 5-HT1A agonist tandospirone citrate in improving symptoms of patients with functional dyspepsia: a randomized controlled trial. Am J Gastroenterol. 2009 Nov;104(11):2779-87.

10 過敏性腸症候群
[irritable bowel syndrome; IBS]

> 極論1　警告徴候のない慢性的な腹痛が IBS
> 極論2　IBS は 4 タイプに分類する
> 極論3　治療戦略は「便秘型」「下痢型」「混合型」で分ける
> 極論4　低 FODMAP 食も 1 つの手

　機能性ディスペプシア [functional dyspepsia；FD] と並んでの機能性消化管疾患の代表は，**過敏性腸症候群** [irritable bowel syndrome；IBS] です．IBS は若年者を中心に非常に多い疾患です．

　FD も辛いものですが，IBS は排便の異常をともなうため症状を訴えにくく，正確に症状を伝えられないこともあります．しかし，例えば下痢型 IBS では，通勤もままならないほどの症状に悩まされている方もいます．元気な若い世代に多い疾患ではありますが（機能性ならぬ）「気のせい」だと冷たくあしらわないで，親身に診療することが症状の改善につながります（このあたりの対応も FD と共通しています）．

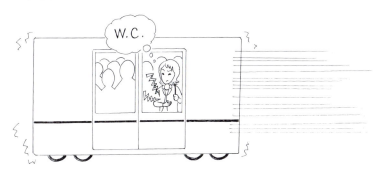

第 10 章　過敏性腸症候群

極論1　警告徴候のない慢性的な腹痛が IBS

　IBS は日常の診療で非常によく遭遇し，すべての内科医が知っておくべき疾患です．IBS を疑わせるような症状の種類は非常に多いのですが，その診断にあたっては，

まず何といっても器質的疾患を見逃さない

ことが重要です．そのための Tips がいくつかありますが，以下具体的にみていきましょう．

1　IBS は必ず腹痛をともなう

　2016 年に発表された世界的な診断基準である Rome IV では IBS の診断基準を表 1 のように定めています[1]．ここで重要なのは，**慢性的な便通異常に腹痛をともなうことです．腹痛をともなわない，慢性的な下痢や便秘は IBS ではありません**（腹痛をともなわない慢性的な下痢や便秘は「機能性下痢」または「機能性便秘」の可能性があります）．また，以前の定義では，排便により腹痛が改善する，とされていましたが，**排便後に腹痛が増悪する患者も少なくないため**，現在の定義は「排便に関連する」腹痛となっています．

　慢性便秘と IBS，どちらの治療にも排便のコントロールが含まれますが，IBS では腹痛に対する治療も大きな部分を占めます．下痢が主体の IBS の場合も，下痢のコントロールはもちろん，それにともなう腹痛への対応が重要になります．

表1　IBS の診断基準［文献 1）より］

反復する腹痛が最近 3 カ月のあいだ，平均して少なくとも週 1 日あり，下記の 2 項目以上の基準を満たす
1．排便に関連する
2．排便頻度の変化をともなう
3．便形状（外観）の変化をともなう
少なくとも診断の 6 カ月以上前に症状が出現し，最近 3 カ月間は基準を満たす必要がある

2 警告徴候はOPQRSTと「少し」の検査で

　IBSは機能性消化管疾患の1つであり，炎症や腫瘍が存在しないことが大前提です．IBSに特異的なバイオマーカーが存在しない現在，診断は自ずと器質的疾患の除外が主体となります．ただし勘違いしないでいただきたいのは，**器質的疾患を除外するためにありとあらゆる検査を行わなければならないわけではありません**．主たる症状が「下痢」なのか「便秘」なのか，で鑑別すべき疾患は違ってきます．

　教科書をひも解くと，鑑別すべき疾患は長いリストになりますが，**「注意深い病歴聴取」**と**「身体診察」**，**「一般的な血液検査」「便潜血検査」で多くの器質的疾患は除外が可能です**．特にIBSは若い世代に多い疾患であり，若年者の患者では除外すべき疾患も限られます．ですから除外診断といっても，例えば，全例で大腸内視鏡検査が必要というわけではありません．さらにいうならば，**侵襲的な検査を行うことにより患者の満足度やQOLが必ずしも改善するわけでもないことも立証されています**[2]．

　では，具体的にどのように精査を進めていくかをみていきましょう．まず初診の病歴聴取では警告徴候を見逃さないように注意しつつ，次頁の項目について聞きます．**痛みの「OPQRST」**を意識してください．

> ### 痛みの「OPQRST」
>
> - O（Onset）：最近発症した場合は IBS 以外の可能性を考えます
> - P（Palliative/Provocative factor）：ある種の食品で症状が誘発される場合もあり，治療の参考にもなります（後述）
> - Q（Quality/Quantity）：腹痛の性状・程度
> - R（Region/Radiation/Related symptoms）：血便，発熱，体重減少などがあれば，逆に器質的疾患を疑います
> - S（Severity）：症状の強さや出現頻度ですが，ここでは併せて「Stool（便）」についても聞きます．排便の頻度，便の性状（下剤の使用の有無，便の性状は既出のブリストル便形状スケール（BSFS）を用いるとよいでしょう．必要ならば「排便日誌」を用います）
> - T（時間経過）：進行性の症状は IBS 以外を示唆します．症状の出現するタイミング（食後，就寝中など）も確認

上記に加えて，**家族歴（特に炎症性腸疾患；IBD と大腸癌）と服用薬（市販薬も含めて）は必ず確認します**．そして最後に挙げた服用薬は非常に重要です．薬剤の副作用による便通異常は非常に多いためです．このほか，**病歴聴取で**，

- 中高年での発症
- 体重減少や発熱
- 血便
- 進行性の症状
- 就寝中の腹部症状
- IBD または大腸癌の家族歴

があるような場合には器質的疾患の可能性が疑われるので，身体診察にも細心の注意を払います．また最近症状が出現したばかりの場合にも IBS 以外の疾患の可能性が高くなるため，やはり注意して身体所見を取ります．一般に IBS の場合，身体診察では異常を認めないか，腹部に軽度の圧痛を認める程度です．

この後に検査を行うわけですが,行う検査の目安は次のとおりです.

- 血算,生化学(便秘が主体の場合にはカルシウムの測定も),CRPと便潜血は全例
- 甲状腺機能異常が疑われる場合には,甲状腺機能検査
- 寄生虫が疑われれば寄生虫卵,発症に先行して抗菌薬投与歴があればCDトキシン(ただし下痢型の場合,通常は病悩期間が数カ月におよぶため,細菌感染は考えにくい)

ここまでの病歴聴取,検査のことをまとめますと,以下のような事項は警告徴候と考えられることがわかります.20代から30代の患者で慢性の経過をたどっていて,下記に該当するものがなければ,それ以上の精査は不要です.

IBSにおける警告徴候

- 中高年(概ね50歳以上)での発症
- 血便
- 進行性の腹痛
- 原因不明の体重減少
- 就寝中の腹部症状(腹痛,下痢など)
- 発熱
- 腹部腫瘤やリンパ節腫脹
- IBDまたは大腸癌の家族歴
- 検査異常(白血球増多,CRP上昇,赤沈亢進,便潜血,鉄欠乏性貧血など)

しかし,精査が不要のときもただ単に「異常ありません」と患者に伝えるのではなく,経過,身体診察,検査結果から炎症や腫瘍などの器質的疾患が存在する可能性が極めて低く,**機能性疾患であるIBSと考えられる**ことをしっかり説明します.これを怠ると,患者は「この先生はちゃんと診てくれない」と誤解を生んでしまいます.

その一方で,上記の警告徴候があれば,器質的疾患を疑い大腸内視鏡検査を含めた精査が必要になります.内視鏡検査を自分で行う場合には問題ありませんが,

検査を依頼する場合,「どのような疾患を疑うのか…?」, あるいは「どのような疾患を除外したいのか…?」 を明確にして依頼すべき

です.検査を行う医師にその意図が伝わっていないと,生検をしてほしかったのに施行されなかった,という事態を招きます.例えば,慢性的な下痢の訴えがあり,顕微鏡的腸炎を疑った場合に生検を行わないと診断にたどり着けません.

また,前にも触れましたが,最近1~2カ月の発症の場合にはIBSの定義には当てはまらず,器質的疾患が隠れている可能性があります.先に挙げた検査で異常がなく,警告徴候もない場合には対症療法を行なっても構いませんが,器質的疾患が隠れている可能性があるため,「経過をみる」あるいは「変化があったら外来を受診する」などということを患者に伝える必要があります.

3 腸管感染のあとに発症する感染後 IBS(PI-IBS)に注意

感染性腸炎に罹ったあとに腹痛,下痢といったIBSと考えられる症状が持続することがあります.これは**感染後 IBS [post-infectious IBS;PI-IBS])** と呼ばれます(3~36%の感染性腸炎回復後の患者にみられるとされる)[3].IBSの症状が発現する前に腸管感染症が先行するため,この疾患概念を知らないと診断に迷うことがあります.決して,当初の感染性腸炎が遷延化しているわけではなく,感染を契機にIBSが発症しているところが異なります.PI-IBSを起こしやすいリスク因子が報告されており,参考となります.

PI-IBS を起こしやすいリスク因子

- 若年者
- 長引く発熱
- 喫煙
- 不安,うつ
- 長引く先行感染
- 最近の生活上の不運な出来事

IBSに先行する細菌感染の原因菌としてカンピロバクター，サルモネラ，赤痢菌が多いと報告されています．**感染性腸炎に引き続いて起きるIBSの場合，ほとんどが下痢型IBSです．**治療はほかのIBSと同様で，優位な症状の緩和を目標とします．

極論2　IBSは4タイプに分類する

　IBSは次に述べるように4つの亜型に分類されます．この亜型分類は治療戦略を立てる際にも有用です（後述「極論3」）．**この亜型分類は下剤や止痢剤を服用していないときの便の形状（ブリストル便形状スケール；BSFSが望ましい）に基づいて行い**（図1）[4]，「25%ルール」を適用します（7章の表3参照）．

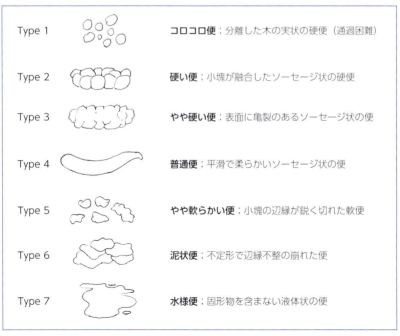

図1　ブリストル便形状スケール（BSFS）［文献4）より］

第10章　過敏性腸症候群

> ### IBSの4つの亜型分類
>
> - **便秘型 IBS（IBS-C）**：BSFS 1〜2の硬便，<u>兎糞が主体（排便の25％以上）</u>で，軟便，下痢は25％未満
> - **下痢型 IBS（IBS-D）**：BSFS 6〜7の軟便，<u>下痢が主体（排便の25％以上）</u>で，硬便，兎糞は25％未満
> - **混合型 IBS（IBS-M）**：<u>硬便と兎糞，軟便と下痢がそれぞれ25％以上</u>
> - **分類不能型（IBS-U）**：便形状の異常が不十分で，上記の3病型のいずれでもない

例えば，IBSに関する臨床研究を行っていて，亜型分類を正確に行う必要がある場合には，毎回便の形状を記録してそれぞれの頻度に基づいて分類しますが，実臨床でこれを行うのは大変です．幸い25％ルールにこだわらなくても，

- **便秘を訴える場合には「便秘型」**
- **軟便・下痢を訴える場合には「下痢型」**
- **便秘と下痢が交互にある場合には「混合型」**

というように分類してまず間違いありません．注意すべきは，「便秘」を訴える場合に，便が硬いのではなくて，排便時のいきみや自己摘便が主たる訴えであることがあります．これらの症状は排出障害を示唆し，IBS以外を疑うべきです（7章「便秘」参照）．

より詳しい排便状況を把握したいときや，治療の効果をみたいときには「排便日誌」を使うもの手です．スマホが普及した今は，排便状況を記録できるアプリもあります（例，「便記ログ®」「うんちキーパー®」）．アプリでは排便があった日に加えて，便の形状（BSFSに準じている）や量も記録できるようになっていてなかなか便利です．若い世代，特に女性に多い疾患なので，アプリを介して排便状況を確認するほうが抵抗感も少ないかもしれません．

極論3　治療戦略は「便秘型」「下痢型」「混合型」で分ける

1 非薬物療法はすべての病型に共通

　IBSの原因は完全には解明されておらず，症状の緩和が治療の主体になります．まずどの病型にも共通のアプローチがありますので，そこからとりかかっていきましょう．

症状緩和を主体としたIBSのアプローチ方法

ステップ1

　まず，FDと同様に，**きちんと評価をして器質的疾患を除外したら，その診断に自信をもつことです**．診療を担当する医師が，自分の診断に自信がないようでは，良好な患者-医師関係は築くことができません．IBSは慢性の経過をとるものの，生命を脅かすような疾患ではないことを患者にきちんと説明すると，患者の不安，ストレスが和らぎ，症状も軽快することがあります．もし，この時点で身体所見と検査で異常がないものの，病悩期間が短くIBSの定義に合致しない場合には，「おそらくIBSと考えられるが，注意して経過をみる」旨を説明します．

ステップ2

　治療はいきなり薬物療法から始めるのではなく，まず食事，睡眠などの生活指導を行います．基本的なことですが (ただしエビデンスは限定的ですが)，「規則正しい食事」「定期的な運動」「適切な睡眠」は重要です．定期的な運動やウォーキングなどの軽い運動はIBSの症状を軽減することが示されています [5, 6]．

ステップ3

　食事は症状の発現に関連する場合が多いため，特に重要です．症状を引き起こす食品があれば，できるだけそれを避けるようにすべきです．

- 高脂肪食はしばしば腹部膨満感や下痢を誘発します
- 豆，キャベツ，ブロッコリーなど不溶性食物繊維を多く含む食品は腸管ガスの原因になります（極論4）
- カフェイン，アルコールも症状を増悪することがあるため控えるよう指導します
- 食物繊維の摂取は便秘を改善しますが，急に増やすと腹部膨満感を起こしてしまいますので，食物繊維の増量は緩やかに行うのがミソです
- 便秘の改善には水溶性食物繊維（例．わかめ，昆布，こんにゃく，果物など）を推奨します．

　生活習慣の見直しは一切せずに，薬での治療を強く希望される患者は少なくないのですが，そのような場合には，薬物療法と並行して機会があるごとに生活習慣の改善の重要性を説明していくしかありません．「あれもダメ，これもダメ」と指導しても，命にかかわる病気ではないので，

残念ながらすべてを守ってくれる患者はまずいません．

　生活スタイルは変えずに，症状だけ何とかしたいという患者が多いのが現実なので，患者とともにどの辺りを落とし所とするかを見出していくしかありません．

2 各病型に応じたアプローチ

　「便秘型」の場合，慢性便秘の治療と共通の部分があります．食物繊維の摂取量が少ないようであれば，増量を指導します．不溶性食物繊維は便のかさを増やして腸管の蠕動を亢進することにより便通を改善するので，便秘がちな人には必要な成分です．ただし多すぎると，腹部膨満感や腹痛の原因となるため，摂り過ぎないように気をつける必要があります．

　薬物療法のうち膨張剤であるポリカルボフィルCaは糞便の容積を増すことにより便秘を改善します．これで便通が改善しない場合には，マグネシウム剤，ルビプロストンなどを用います．一方で刺激性下剤はしばしば腹痛を引き起こすことと，連用によるタキフィラキシーをもたらすため，IBSの治療薬には向いてい

ません．

　ポリカルボフィル Ca は，食物繊維に似た効果をもち，糞便のかさを増やすと同時に，糞便の水分を吸収して下痢状の便を形のある便にするので，「下痢型」にも使えます．ポリカルボフィル Ca が有効でない場合や効果が限定的なときにはラモセトロンを用います．さらに，一時的な症状，例えば仕事のプレゼンを行う前になると下痢をする，といった場合にはロペラミドを用います．

　「混合型」では，ポリカルボフィル Ca，プロバイオティックスに加えて，そのときに優勢な症状に対して，「止痢薬」あるいは「下剤」を用います．プロバイオティックスは混合型に限らず，すべての病型に対して用いられますが，実際にどの程度有効か，至適な投与期間，あるいはどのような菌株が有効であるかについての十分なエビデンスはありません．ただし副作用が少なく安全に使えるため，試してみてもよいでしょう．

　なお，腹痛は便通異常と合わせて IBS の主たる症状ですが，便通の調節だけでは腹痛が改善しないことにしばしば遭遇します．IBS にともなう腹痛に対しては鎮痙薬（スコポラミンなど）の頓用を試します．これで腹痛が改善しないときには，抗うつ薬，抗不安薬を用いることがあります［具体的には三環系抗うつ薬や SSRI（選択的セロトニン再取り込み阻害薬）］．これらは鎮痙薬と異なり定時の服用をしてもらいますが，効果発現までに数週間を要することと，これらの薬剤は IBS に対して保険適応がないこと，さらに三環系抗うつ薬は口渇や眠気などの副作用があるため，実臨床では使いにくいのが現実です．

　もう 1 つの「分類不能型（IBS-U）」の場合も，主たる症状に対して治療を行う点はほかの 3 タイプと変わりません．IBS-U は IBS の診断基準を満たすものの，便形状の異常が 25％ルールに当てはまらない場合です．ただし，排便に関連した腹痛や便形状の変化，排便頻度の変化はあるので，前述したような薬剤を用いて，優勢な症状に対する治療を行います．

極論4　低FODMAP食も1つの手

　FODMAP（フォドマップ）という単語を耳にしたことはあるでしょうか．FODMAPとは，**F**ermentable **O**ligosaccharides, **D**isaccharides, **M**onosaccharides, **A**nd **P**olyolsの頭文字を取ったもので，腸で発酵しやすい短鎖炭水化物（オリゴ糖，2糖類，単糖類，ポリオール）を指します．腸管内で細菌が短鎖炭水化物を分解して発生したガスが，腹痛，腹部膨満感，放屁の原因となるわけです．今では雑誌やインターネットの健康記事でも取り上げられていることもあるので，患者から質問を受けることもあります．IBSの患者に対して，低FODMAP食を与えると，IBS患者の腹痛，腹部膨満感，放屁に有効だと報告されています[7]．

　FODMAP食の代表的な食品を表2[8]に示します．この表をみるとわかりますが，決して稀な食品ではなく，日常的に摂取している食品がほとんどです．IBSの治療のためにはこれらを完全に排除するのではなく，控えめに摂ることが重要です．

表2　FODMAP食の特徴と含まれる食品［文献8）より］

		短鎖炭水化物	含まれる成分	含まれる食品
F	Fermentable			
O	Oligosaccharides		フルクタン，ガラクトオリゴ糖	小麦，大麦，ライ麦，玉ねぎ，ニラ・ネギ，長ネギの白い部分，ニンニク，エシャロット，アーティチョーク，ビートの根，ウイキョウ，エンドウ豆，チコリ，ピスタチオ，カシューナッツ，豆果，レンズ豆，ヒヨコ豆
D	Disaccharides		乳糖	牛乳，カスタード，アイスクリーム，ヨーグルト
M	Monosaccharides		果糖（グルコースを上回る果糖）	リンゴ，ナシ，マンゴー，サクランボ，スイカ，アスパラガス，スナップエンドウ，はちみつ，フルクトースを多く含むコーンシロップ
A	And			
P	Polyols		ソルビトール，マンニトール，キシリトール	リンゴ，ナシ，アンズ，サクランボ，ネクタリン，桃，スモモ，スイカ，マッシュルーム，カリフラワー，人工甘味料を含むガムや菓子

ダイエット目的の飲料や菓子などに甘味料としてソルビトールがよく用いられていますが，こういった食品を避けることは比較的容易なので，まず患者に指導します．実際にFODMAPを制限した食事の指導は，管理栄養士が食事内容の聞き取りをしたうえで行わないと難しいでしょう．【極論3】までに述べたアプローチで症状の改善が乏しいとき，特に腹部膨満感や放屁などの症状が強いときに低FODMAP食を試してみるのも手かもしれません．

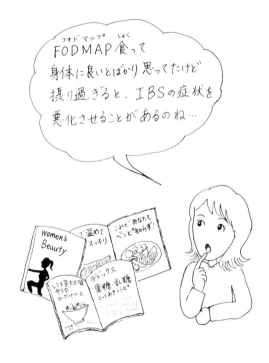

> **コラム1** 腸管ガス（おなら）の原因となる食品を控える

低FODMAP食に加えて，従来からIBSの患者に対して，腸管ガスの原因となる食品を控えるような指導が行われてきました．具体的には，キャベツ，玉ねぎ，セロリ，ニンジン，豆類，いも類，とうもろこし，干しぶどう，バナナ，洋梨，プルーンなどは腸管ガスの原因となりやすいとされます（一部FODMAP食と重複します）．

誰にもこういった食品を多く摂ったときにお腹がガスっぽくなったり，おならが増えた経験はあると思います．また，ここに挙げた食品は繊維が豊富なものが多くて便通改善に有効であるため，これらの食品を積極的に摂っている人も多いでしょう．

ただ，腹部膨満感や腹痛を訴える患者では症状の増悪を招くので，これらの食品の摂取を控えるよう指導します．あくまでも過度に摂取をしないように，ということです．個々の患者で，腹部膨満感や腹痛の原因となる食品は多少異なるので，それぞれに応じた指導が必要になります．

IBSで押えなくてはいけないポイント

1. IBSは「気のせい」とあしらわず，親身に診る
2. 「排便に関する腹痛」と「痛みOPQRST」で診断する
3. 25％ルールを適用し，4つの亜型分類で治療戦略を考える
4. 生活習慣の見直しと薬物療法で「症状緩和」を試みる

●文献
1) Lacy BE, Mearin F, et al: Bowel disorders. Gastroenterology 2016; 150: 1393-1407.
2) Beqtrup LM, Enqsbro AL, et al: A positive diagnostic strategy is noninferior to a strategy of exclusion for patients with irritable bowel syndrome. Clin Gastroenterol Hepatol. 2013 Aug;11(8):956-62.
3) Spiller R, Garsed K: Postinfectious irritable bowel syndrome. Gastroenterology. 2009 May;136(6):1979-88.
4) Mearin F, Lacy B.E, et al: Bowel Disorders. Gastroenterology 2016; 150: 1393-1407.
5) Grundmann O, Yoo SL: Complementary and alternative medicines in irritable bowel syndrome: an integrative view. World J Gastroenterol. 2014 Jan 14;20(2):346-62.
6) Villoria A, Serra J, et al: Physical activity and intestinal gas clearance in patients with bloating. Am J Gastroenterol. 2006 Nov;101(11):2552-7.
7) Halmos EP, Power VA, et al: A diet low in FODMAPs reduces symptoms of irritable bowel syndrome. Gastroenterology. 2014 Jan;146(1):67-75.e5.
8) UpToDate: Treatment of irritable bowel disease in adults.

11 感染性腸炎
[infectious enterocolitis]

- 極論1　まず「小腸型か」「大腸型か」を判断する
- 極論2　その検査は必要か…？
- 極論3　抗菌薬は不要
- 極論4　2週間以上下痢が続いたら「頭を切り替える」

　下痢の章（6章）で述べたように，急性下痢のほとんどは感染によるものです．ただ，感染だからということで「感染性腸炎」という診断をあてはめて，「それで終わり」というわけではなく，もう一歩踏み込んで治療の判断をしていく必要があります．ここでは，その「一歩進んだ」感染性腸炎へのアプローチを学んでいきましょう．

極論1　まず「小腸型か」「大腸型か」を判断する

　急性下痢は，一般論として「感染によるものである可能性が高い」です（一部に非感染性の下痢や薬剤の副作用）．感染性腸炎の患者は，大多数の方が「下痢」「腹痛」「発熱」「嘔気」「嘔吐」に加え，下痢や嘔吐による「脱水症状」を訴えて受診します．そして，いざ感染性腸炎であると判断した場合，患者の評価で重要な点は以下の3つです．

- 小腸型か，大腸型か
- 重症度評価
- 重症化や合併症のリスク因子はないか

前述の3つに注目することで,原因を想定することができますし,検査の選択と治療介入の必要性を判断するのに役に立ちます.

1 問診は「何を食べたか…?」ではなく,下痢のタイプ分けを

起炎菌の推定には,疫学的情報(摂食歴,渡航歴など)が重要ですが,じつは**摂食内容を詳細に覚えている患者はまずいませんし,ここに時間を割くくらいならば,下痢のタイプを判断したほうが臨床的には有用です**(#印参照;集団発生の場合は,話が別ですが…).

下痢の分類はいくつかありますが,感染性腸炎(疑い例含む)は「小腸型」と「大腸型」に分けるのが実際的です.両者のオーバーラップはありますが,起炎菌を推定する鍵になります.**小腸型はエンテロトキシンによる下痢で非炎症性**であり,主として近位小腸を冒します.これに対して,**大腸型は組織傷害をともなう炎症性下痢**で,遠位小腸から大腸を冒します.

小腸型の原因として圧倒的に多いのが,ノロウイルス,ロタウイルス,腸管アデノウイルスなどのウイルスです.そのほかにコレラ,一部の大腸菌(腸管毒素原性大腸菌:ETEC,腸管病原性大腸菌:EPEC,腸管凝集性大腸菌:EAEC,分散付着性大腸菌:DAEC),ジアルジアなども小腸型の感染の原因です.その特徴としては,以下が挙げられます.

小腸型感染性腸炎の特徴

\# 下痢は水様で量が多い(毒素による分泌性下痢)
- 臍を中心とした広範囲の腹痛(通常,強い腹痛ではない)
- しばしば嘔気,嘔吐をともなう
- 発熱はないか微熱程度(毒素が原因で組織傷害をともなわないため)

一方，大腸型の特徴としては，以下が挙げられます．

> **大腸型感染性腸炎の特徴**
>
> \# 下痢は少量で，しばしば粘血便となり便中に白血球やラクトフェリンを認めることがある（病原菌が大腸粘膜の傷害を起こすため）
> - 直腸の炎症があるとテネスムスがある（細菌性赤痢やアメーバ赤痢）
> - 腹痛部位は下腹部で小腸型と比べると，腹痛の程度が強い傾向にある
> - 嘔気，嘔吐は軽度
> - 発熱をともなう（組織傷害があるため．ただし例外あり）

実際のところ，上記を知ってさえいれば，便の性状，量，随伴症状で大体は大腸型かどうかを判断できます．顕血便でなければ，便潜血を調べることも考慮されます（陽性であれば，炎症性下痢である大腸型が疑われる）．以前は**便中白血球を調べることが推奨されていました．しかし，実際のところ感度，特異度ともに低く，臨床的に有用でないため，最近はあまり推奨されていません．便中ラクトフェリンのほうが感度も高く有用**ですが，保険適応がなく実臨床では難しいです．

上記リストの「発熱」に関する例外は，志賀毒素が原因の **STEC（志賀毒素産生大腸菌，Shiga toxin-producing E. coli**，腸管出血性大腸菌；enterohemorrhagic E. coli と呼ばれていました）です．STEC 感染は毒素が症状発現に関与するため，発熱はないか，あっても微熱程度です．大腸型感染の原因として，カンピロバクター，非チフス性サルモネラ，赤痢，一部の大腸菌（腸管侵入性大腸菌；EIEC，STEC），C. difficile（CD）などが挙げられます．サルモネラ，リステリアなどの一部の病原体は小腸と大腸の両方を冒します．

このように小腸型と大腸型に分けて考える理由は，第一に原因菌を想定する手がかりになること，第二に治療法選択の参考となるからです．多くの小腸型はウイルス性であり，軽症であれば「対症療法のみ」で十分です．一方，大腸型は侵入性の細菌感染が多く，一部は抗菌薬投与の適応となります（後述）．

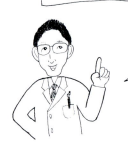

> 感染性胃腸炎
> ● 小腸型　非炎症性　ウイルス(ノロ, ロタ), 黄ブ菌, コレラ菌…
> ● 大腸型　炎症性　EIEC, 赤痢菌, CD…

> 日本では大半がウイルス
> ⇒ 対症療法をしっかり!!
> 抗菌薬適応は, コレラ, 赤痢など限定的だが,
> 大腸型では, ホスト側のリスクも合わせ
> 適応を判断!!
> 抗菌薬を使うなら, その前に便培を!!

2　重症度の判断とリスク因子の有無を確認する

　感染性腸炎の軽症例では, 対症療法のみで自然に回復するので, 特別な治療は必要ありません. 重症例では, 脱水, 電解質異常, 敗血症などの合併症をきたすことがあります. その境界は以下のような項目で判断されることが一般的です.

感染性腸炎：軽症か重症かの判断

- 脱水（皮膚のツルゴール低下, 起立性低血圧, 頻脈, 尿量減少など）
- 高熱（≧ 38.5℃）または低体温
- 強い腹痛
- 意識障害
- 全身状態が不良で入院加療を必要とする

重症例では，便培養を提出します．同時に敗血症を疑う所見があれば，血液培養を提出します．感染性腸炎がさらに重症化する（合併症をきたしうる）リスク因子をもつ場合には，より積極的な介入が必要になります．重症化ハイリスク群には，以下が挙げられます．

重症感染性腸炎：合併症リスクが高い群

- 高齢者（65歳以上）
- 重症の併存疾患（心疾患，肝硬変，腎不全など）
- 免疫不全状態（AIDS，免疫抑制剤服用など）
- 妊婦

このうえ，心不全や腎不全患者では，脱水をきたした場合の輸液管理が難しくなります．

極論2　その検査は必要か…？

これまでのところ感染性腸炎に対しては「便潜血をやってもよい」という表記に限ってきましたが，本当に感染性腸炎で検査が必要となる場合は限られます．**検査をやるとなれば，その目的は，①重症度の把握と　②脱水や電解質異常などの合併症の有無　③原因菌の同定**です．軽症の小腸型感染であれば，ほとんどがウイルス感染であり自然治癒するため，対症療法のみとなります．当然検査を出してもその結果でマネジメントが変わることはまずないため，検査自体が不要ということになります．

【極論1】で述べた重症例は入院加療が必要となる可能性がありますし，ハイリスク群も合併症の有無に注意を払う必要があります．このような症例では血算，生化学検査（電解質，腎機能）の確認をしてもよいでしょう．

便培養を行う適応は下痢の 6 章で触れました．便培養は通常 1 回の提出で十分です．**便の検体を複数回提出する必要があるのは，以下の 2 つのシナリオに限られます．**

> ① 炎症性腸疾患の患者で CDI が疑われるとき
> ② 遷延する下痢で寄生虫感染が疑われるとき

ちなみに寄生虫には単細胞動物の原虫（protozoa）と多細胞動物の蠕虫（helminth）が含まれますが，下痢症の原因になるのは原虫のほうです（ジアルジアなど）．好酸球増多は蠕虫感染のほうでよくみられる検査所見なので，**末梢血の好酸球増多がなくても，原虫感染は否定できないことに注意してください．**

画像検査，内視鏡検査が必要になることは，さらに少なくなります．強い腹痛があり，その他の疾患（例えば，虚血性腸炎や大腸憩室炎など）との鑑別が必要になるときくらいでしょうか（腹部 CT を行います）．また，CDI が強く疑われるものの，CD 毒素が陰性で，しかも重症で診断を急ぐ場合には，大腸内視鏡検査（前処置なしで S 状結腸までの観察で十分なことが多い）で，偽膜の存在などを確認することがあります．あとは症状が持続し，アメーバ赤痢などの感染性腸炎と非感染性大腸疾患（IBD；炎症性腸疾患など）との鑑別が必要なときにも大腸内視鏡検査を行うことがあります．

極論3　抗菌薬は不要

　急性下痢症の多くは感染性で，日本を含めた先進国では，その大半がウイルス感染によるものであることは前にも述べました．つまり，

ほとんどの症例で抗菌薬の適応はなく，
対症療法のみで十分です．

逆になんとなく処方した抗菌薬がかえって有害となる可能性を十分認識する必要があります．

急性下痢症での抗菌薬投与のデメリット例

- CDI や非チフス性サルモネラ腸炎に対する投与での保菌状態の遷延化
- STEC 感染に対する投与での溶血性尿毒症症候群（HUS）誘発（後述）

　にもかかわらず，実際には必要以上に抗菌薬が投与されています．国の薬剤耐性対策（AMR）アクションプランの一環として，風邪に抗菌薬は無効であると啓発が始まりましたが，感染性腸炎のほとんどで抗菌薬は不要であることも啓発が必要であると思います．抗菌薬を投与する場合は下記のごとく限られるので，これらだけを覚えておけば問題ありません．

1 大腸型感染をみたら，抗菌薬の適応があるか考える

　抗菌薬投与の適応があるのは感染性腸炎の一部だけで，その多くは「大腸型感染」です．よくみられるカンピロバクターや非チフス性サルモネラでは，抗菌薬投与の適応となるのは一部のみです．ただ，**赤痢における抗菌薬投与は病悩期間を短縮し，ヒト-ヒト感染のリスクを減らすため，抗菌薬投与の適応があります**．臨床症状のみから原因菌を同定するのは不可能ですが，以下のような所見があれば，赤痢を疑いエンピリックに抗菌薬投与を行います．

赤痢を疑うケース

- 少量で頻回の血性下痢
- 高熱（39℃以上）
- 強い腹痛，テネスムス
- 脱水やその他の症状が強く重篤感がある場合

　上記に加えて，菌血症を疑う場合，先に挙げた**合併症リスクが高い群**［高齢者，重篤な併存疾患をもつ患者，免疫不全状態（治療によるものも含む），妊婦など］**の患者で大腸型感染をみた場合には，抗菌薬投与の適応があります**．

　抗菌薬を投与する場合には，その前に便培養を提出します．抗菌薬投与でよくなればよいのですが，困るのは改善しないときです．そうした症例では

> 「投与した抗菌薬に耐性だったのか…？」
> 「想定した細菌とは異なる病原菌による症状だったのか…？」
> あるいは「感染症以外の原因による下痢だったのか…？」

の判断に迷うことになります．ですので，**抗菌薬を投与するなら，その前に必ず便培養**です．

感染性腸炎：投薬の極意

① 赤痢を疑って，エンピリックな抗菌薬投与を行う場合，第一選択はキノロンです（レボフロキサシン　500 mg　1日1回　3〜5日間　またはシプロフロキサシン　600 mg/日　1日1〜2回分割　3〜5日間）．妊婦の場合，キノロンは禁忌であるためアジスロマイシンを投与します（保険適応なし）．

② 逆に STEC（Shiga toxin-producing *E. coli*）による感染性腸炎に抗菌薬を投与すると，主に小児において HUS 合併のリスクが上昇することが報告されており，STEC 感染には抗菌薬投与は推奨されません．日本ではホスホマイシンが有効であったという報告もありますが，筆者は抗菌薬の投与を行いません．

STEC 感染の診断のポイントは，STEC 感染では発熱はないか，あっても微熱程度です．また，下痢は最初水様性ですが，次第に血液が混じるようになり，最後には血液そのものが排泄されます．また，腹痛が強いため，その他の疾患を疑い腹部 CT を撮影することがありますが，その場合には，右側結腸に強い炎症所見を認めることが多いです．

③ 大腸型感染でもう1つ注意すべき点は，鎮痙剤や止痢剤を使わないことです．これらを使用すると発熱や菌保有状態が遷延化し，菌血症のリスクが高まります（図1）．

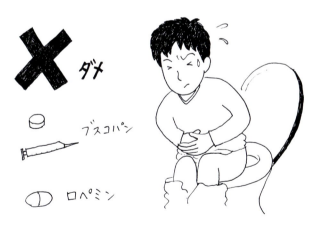

図1 大腸型感染で注意すべき点（菌血症を避ける）

2 非チフス性サルモネラ腸炎とカンピロバクターでの抗菌薬投与は限定的に

　腸チフスの原因である *S.typhi*，*S.paratyphi* の感染では抗菌薬投与が必要です．一方，**非チフス性サルモネラ菌の感染では，限られた症例以外は抗菌薬投与の適応はありません**．こちらは小腸から大腸を冒し，赤痢のように血性下痢をきたすことはまずありません．

　サルモネラ感染はときに菌血症をきたすことがあり，特に以下のようなハイリスク群では菌血症から局在性の化膿性感染巣をさまざまな臓器に引き起こすことがあります．そのため，非チフス性サルモネラ菌が同定されたときには抗菌薬を投与します（キノロン系を2〜3日，あるいは症状が消失するまで．小児でキノロンを避けなければならないときには，第3世代セファロスポリンが選択肢となります）．

- 幼児（新生児から3歳まで）または50歳以上（動脈硬化のリスクが上昇する年代で血管炎を引き起こすことがある）
- 細胞性免疫障害（HIV 感染者，臓器移植患者，悪性疾患（特にリンパ腫））
- 人工骨頭，人工関節の患者，心臓弁膜症の患者，腎不全

　カンピロバクターによる腸炎は大腸型腸炎のなかで頻度の高いものですが，ほとんどは自然治癒するため，抗菌薬投与の適応はありません．症状が遷延する場合や重症例では抗菌薬を投与することがある，といった程度です．カンピロバクター感染後にギラン・バレー症候群を合併することがありますが，抗菌薬投与を行っても，そのリスクが下がるかどうかはまだはっきりしていません．実際に抗菌薬の投与を行う場合は，キノロン耐性菌が増えているため，エリスロマイシンまたはアジスロマイシンを投与します．

3 小腸型の場合も抗菌薬の適応は限定される

　外来で診る小腸型の感染性腸炎は圧倒的にウイルス性が多く，治療の主体は「補液」「電解質異常の補正」「嘔気・嘔吐」などの症状に対する対症療法となります．**コレラは例外で，抗菌薬投与により，下痢の持続する期間と量が減ります**．激し

い嘔吐，大量の水様性下痢により脱水をきたしていて，流行地への渡航歴がある場合にはコレラを疑います．その場合には便培養を提出したあとにキノロンを投与します．

　その他の小腸型感染症でエンピリックに抗菌薬投与が必要な場合はあまりありませんが，衛生状態の悪い国への旅行歴があり，水様性下痢を起こしている場合には，ETEC 感染が疑われ，症状が強ければ抗菌薬投与を行うことがあります．この場合，キノロンを用いることが多いですが，東南アジアではキノロン耐性菌が増加しています．それ以外の小腸型感染症は，通常培養結果を受けて抗菌薬投与の適応を判断します．

極論4　2週間以上下痢が続いたら「頭を切り替える」

　感染性腸炎と考えた症例で，下痢が2週間以上にわたって持続した場合には，頭を切り替えて，別の原因を探る必要があります．**持続期間が2～4週間の場合には，まだ感染の可能性はありますが，ウイルス，細菌感染の可能性は低くなり，「寄生虫感染」を考える必要があります**．寄生虫感染による下痢はジアルジアや赤痢アメーバなどの原虫が原因となります．**持続期間4週間を超える慢性下痢は感染によるものは少なく，「非感染性の原因（薬剤，IBD，IBS；過敏性腸症候群など）」をまず考えるべきです**．

- 持続期間2～4週間のとき「寄生虫感染」
- 持続期間4週間を超えるとき「非感染性の原因」

● 原虫による感染性腸炎の考え方

　ジアルジアは，水を介しての感染がみられ，キャンプで汚染された水を飲んだりすることで感染します．また糞口感染を起こすので，男性同性愛者間でヒト-ヒト感染することがあります．「嘔気」「嘔吐」「下痢」「腹部膨満」などの症状をきたし，下痢は小腸型を呈します．小腸型の下痢で，症状が持続し便培養で原因菌が検出されないときには，ジアルジアを鑑別診断に入れ，新鮮便の鏡検を行い

ます.

　赤痢アメーバは,流行地への渡航後に感染することが多いですが,性行為を介しての感染もあります.以前より男性間の性行為が感染経路の1つとして挙げられていますが,最近は異性間の性交渉での感染が男性間のそれを上回り,性風俗店で感染する人を,ときどきみかけるようになりました.数週間持続する下痢で粘血便をともなう場合には,赤痢アメーバを必ず鑑別疾患の1つに挙げることを忘れないようにします.多くの場合,血便の精査として大腸内視鏡検査が行われますが,直腸と盲腸に「たこいぼ状のびらん」をはじめとする多彩な潰瘍が存在し,介在する粘膜が正常である場合にこの疾患を疑います.潰瘍底からの生検でアメーバの虫体を認めれば確定診断できます.ほかに新鮮便の鏡検や抗体検査(発症後2週間で陽性となる)も診断に有用です.

　細菌感染が,持続する下痢を起こす頻度は非常に低いですが,腸管病原性大腸菌(EPEC),エロモナス,*C.jejuni*,エルシニアなどが原因となることがあります.

● 治療方法

　こうした持続する下痢の場合も,脱水,電解質異常の補正と必要に応じて栄養状態の改善が治療の主体となります.感染症の場合には,細菌ではなく寄生虫が原因となることが多く,1回の便検査で診断がつかないこともしばしばです.そのため便の検査をきちんと行うことが,診断の近道になります.慢性下痢の診断については,下痢の章(6章)も参照してください.

コラム1　腸の問題だけで終わらないこともある

　感染性腸炎では，「下痢」「腹痛」「嘔気・嘔吐」などが臨床症状の主体で，これらの症状が消失したら治癒したと考えます．ただし，ときに腸だけの問題で終わらないことがあります．例を挙げると，STECに合併したHUS（溶血性尿毒症症候群）や，反応性関節炎，ギラン・バレー症候群があります．また，感染が契機となり別の胃腸の問題を引き起こし，機能性ディスペプシア（9章）や過敏性腸症候群（10章）と診断されることがあります．

　さらに，感染が腸管外に及ぶものとして，非チフス性サルモネラ菌が血行感染して起きる骨髄炎，動脈炎，人工関節の感染，アメーバ赤痢による肝膿瘍があります．先行する感染性腸炎が診断のきっかけになることもあるので，ここに挙げた疾患群は頭の片隅に置いておくとよいでしょう．

感染症腸炎で押えなくてはいけないポイント

1　急性下痢は「感染によるものである可能性が高い」（大前提）
2　起炎菌の推定でなく，下痢のタイプ分けを優先する
3　重症例を除くと，ほとんどが検査不要
4　その大半がウイルス由来，抗菌薬は不要，対症療法で十分

●文献
1) Shane AL, Mody RK, et al: 2017 Infectious Diseases Society of America Clinical Practice Guidelines for the Diagnosis and Management of Infectious Diarrhea. Clinical Infectious Diseases. 2017; 65: e45-e80.
2) Dupont HL: Acute infectious diarrhea in immunocompetent adults. N Engl J Med. 2014 Apr 17;370(16):1532-40.
3) Riddle MS, DuPont HL, et al: ACG Clinical Guideline: Diagnosis, Treatment, and Prevention of Acute Diarrheal Infections in Adults. Am J Gastroenterol. 2016 May;111(5):602-22.

12 消化器癌ポプリ
[potpourri：ごった煮]

> 極論1　腫瘍マーカーは健常人では役立たず
> 極論2　便潜血検査を行う前に「陽性ならどうするか…？」を考える
> 極論3　フラッシャーでは食道扁平上皮癌のリスクが約3倍
> 極論4　分枝膵管型IPMNと最近発症したDMは，通常型膵癌の合併に気をつける

　消化器系の癌は頻度が高く，患者へのインパクトも大きい疾患ですので，どんな立場の医師でも避けては通れないところです（特に日本では）．この本では，消化器癌に関して一般内科医が知っておくべきことだけを選択し，1章分にまとめて説明します．

極論1　腫瘍マーカーは健常人では役立たず

　健康診断や人間ドックでオーダーされることが多いのですが，**現行の腫瘍マーカーで，消化器癌の早期発見や死亡率減少に寄与すると証明されているものはありません**．画像検査などで癌を疑う所見を認めたときの補助検査，癌の原発巣やタイプの鑑別，予後や効果の予測，あるいは治療効果判定とモニタリングに用いるのが本来の使い方です．なぜか日本では血液検査に対する信頼が篤く，医師がいなくても簡便に行える検査であるためか，日常的に乱用されているのが現状です．

公費による受診勧奨をする「対策型検診」では，消化器癌のスクリーニングで腫瘍マーカーを用いたものはありません．しかし，受診者が私費で受ける「任意型検診」（例．人間ドック）では，SCC・CEA・CA19-9などのマーカーの測定がよく行われています．しかし，これらの腫瘍マーカーの消化器癌に対する感度，特異度は決して高くないのです．「人間ドック受診者が私費で受けるのだから自由だろ」という意見もありますが，無視できない問題も数多くあります．

- **スクリーニングとして科学的根拠に乏しい検査であることを「受診者が理解していない」**
　個々の検査項目を仔細に検討して，人間ドックを受ける人は少ないでしょうし，受診前に各々の実施項目について，特に検査を受けるメリットとデメリットに関して細かく説明する医療機関もほとんど存在しません（事前に送られる説明書にはサラリと記載されていることもありますが，それをしっかり読んでから人間ドックを受診する人は皆無です）．異常値を認めた場合でも，そうでない場合でも問題が生じるわけですから，これは大きな問題です．

- **異常値を認めた場合，「確認のための精密検査は保険診療」として行われる**
　人間ドック受診者は無症状であり，消化器癌のリスクは平均的な場合がほとんどですから，実際に癌が存在することは非常に少ないのです．必然的に特異度の低い検査をこのような集団に行うと，かなりの偽陽性が出てしまい，精査（多くは画像検査や内視鏡検査）を行うことになります．

- **偽陽性であっても，受診者は「精神的，肉体的，経済的な負担」を強いられる**
　人間ドックでこのような異常を指摘されて外来を受診する患者のなかには，自分には癌があると誤解して不安を抱く人もいます．また，さまざまな検査を行って，現時点で明らかな癌はないことを説明しても，不安が払拭されない患者も少なくありません．

- **異常がない場合に受診者は「誤った安心感」をもってしまう**
　腫瘍マーカー検査が精度の低い検査であることを知らない受診者は，腫瘍マーカーが正常値であれば「癌はなかった」と誤った安心感をもってしまうかもしれません．たとえ偽陰性であっても，自覚症状が出現したあとの医療機関受診をこのような安心感が邪魔をして遅らせてしまうかもしれません．

このようなさまざまな理由で,検診目的で腫瘍マーカーを用いるのは「**百害あって一利なし**」だと考えます．この一方で「何らかの症状を訴えて,医療機関を受診する場合」はどうでしょうか．例えば,体重減少を主訴に外来受診した患者に対して,悪性腫瘍かもしれないと,腫瘍マーカーが測定されることがあります．しかしこのようなケースであっても,それが診断に結びつくことはほとんどありません．前述したように,腫瘍マーカーは「がんを強く疑う場合の補助的な検査」,あるいは「がんの診断がついたものの,原発巣が不明であるために,血中の腫瘍マーカーもしくは腫瘍組織の免疫組織化学的特徴から原発巣を検索する」ときなどの使用に限定すべきです．血液検査はオーダーするだけで楽なものかもしれませんが,**決して丁寧な病歴聴取と身体診察を補完するものではないことを肝に銘じるべきです．**

極論2 便潜血検査を行う前に「陽性ならどうするか…？」を考える

　大腸癌検診として，**便潜血検査**（主に**免疫法**．欧米では従来の化学法のgFOBTと区別して，**fecal immunochemical test；FIT**と呼ばれます）が行われています．このFITは先程の腫瘍マーカーとは異なり，大腸癌のスクリーニングに有効であることが科学的に証明されています．そのため，対象となる人の受診は強く推奨されるのですが，その際に**検査が「陽性」になった場合，どうするかを，行うほうも受けるほうもよく考えていないことがしばしばあります**．便潜血検査が1回でも陽性になったら，精密検査，通常は大腸内視鏡検査の適応です．大腸ポリープや大腸癌からの出血は間欠的であり，しかも，便に均等に血液が混じっているわけではないので，**便潜血検査をもう一度行う意義はありません**．便潜血検査を行うのであれば，「**陽性**」ならば大腸内視鏡検査を行うことを，医療者側も受診者側もあらかじめ理解しておくべきです．

　例えばですが，複数の併存疾患がある，あるいはフレイルな高齢者を考えてみましょう．大腸内視鏡検査を行おうと思っても十分な前処置を行うことが困難ですし，検査の偶発症のリスクも無視できません．またこうした高齢者では，大腸ポリープを発見して切除しても，それがどれだけ生存期間延長に寄与するのかわかりません*．このケースのように**大腸内視鏡検査を行う「有益性」よりも，「有害性」が上回ると考えられる場合には，便潜血検査自体を行うべきではないのです**．

検査前の大事な思案，あれこれ…

　科学的な根拠があり簡単に行える検査だからといって，「無症状で平均的なリスクの（つまり，炎症性腸疾患，大腸ポリープの既往，大腸癌の家族歴などがない）30代の人に便潜血検査を行うことはやめるべき」です（任意型検診で，

---

*便潜血検査により大腸癌による死亡率を低下することが証明されているのは，下限が「45〜50歳」，上限が「75〜80歳」の人たちです．この年齢から外れる場合にはスクリーニング検査の有効性は不詳で，偽陽性による精神的負担や肉体的，経済的負担，検査による偶発症など有害性が上回る可能性を念頭に置く必要があります．

第12章　消化器癌ポプリ

しばしば行われています).FITの感度は2日法で約80％,特異度は95％前後と報告されています.スクリーニング検査としてはそこそこの精度ですが,有病率が低い集団にこの検査を適応すると,これまた多くの「偽陽性」が発生します.偽陽性であるかどうかは内視鏡検査をしないとわからないわけですから,ごく少数の大腸癌を発見するために多くの無駄な大腸内視鏡検査が行われることになります.たとえ任意型検診であっても,対象となる年齢についてはよく考えるべきでしょう.

さらに「何歳になったらスクリーニングを止めるのか…？」についても,よく受診者と相談するのが望ましいでしょう.80歳以上の高齢者に大腸内視鏡検査を行うことは技術的には可能ですが,検査による負担と,それにより期待される生存期間延長が果たしてどのくらいあるのか,よく考える必要があります.こうしたケースでは,万が一,内視鏡検査による偶発症が起きたときのことも,スクリーニングを行う前に話し合っておくべきです.検査でみつかったのは痔だけだったが,穿孔を起こして緊急手術になってしまう,ということもありうるわけです.その場合,手術のリスクも若い人と比較すると大きいですし,何のためのスクリーニングだったのかわからなくなります.

最後に「そもそも癌が発見されたときに,治療ができるのか…？」も考慮すべき重要な点です.内視鏡治療ができる早期の段階で発見されればよいのですが,複数の併存疾患がある人では,そのような早期癌の治療は生命予後に寄与しない可能性があります.つまり,他の疾患がその人の寿命を規定すると考えられる場合です.一方,進行癌でみつかった場合に外科的切除や化学療法に耐えられるような状況でないとしたら,やはりスクリーニング検査を行う意義はないわけです.

癌の早期発見について,日本ほど熱心な国も珍しいですが,オーダーする前にじつは結構踏み込んで考えなくてはならないことも多く,その説明をスキップして気軽な気持ちでスクリーニングを行ってしまうと取り返しのつかないことにもなりかねません.このセクションの内容は消化器癌に限らず,すべてのスクリーニング検査に応用できるところですので,ぜひ今後の診療に活用してみてください.

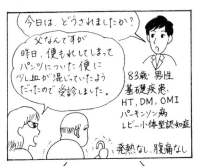

後手に回る道 　　　　　　　数手先を読む道

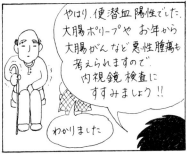
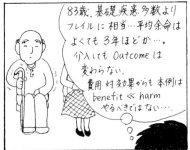

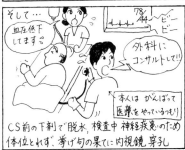
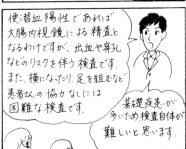

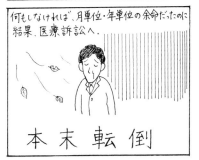
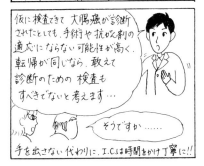

30分の丁寧なI.C.が後手に回る道を回避し，患者負担と医療者の労力を削減することとなる

第12章　消化器癌ポプリ

極論3　フラッシャーでは食道扁平上皮癌のリスクが約3倍

日本人に多い食道扁平上皮癌のリスク因子として，以下のものが知られています．

食道扁平上皮癌のリスク因子

- 飲酒・喫煙
- 野菜・果物の摂取不足
- 濃い酒類をストレートで飲む習慣
- アルデヒド脱水素酵素2型（ALDH2）のヘテロ欠損
- アルコール脱水素酵素1B（ADH1B）のホモ低活性型
- 赤血球MCVの増大（常習飲酒者ではしばしばMCVが増大するため）

下線部で示したように，結構アルコールに絡むものが多いのですが，このなかでぜひ覚えておいてほしいものが，

ALDH2ヘテロ欠損の人が少量の飲酒したときにみられる顔面紅潮（flushing：フラッシング）

です．エタノールの代謝産物であるアセトアルデヒドは発がん物質です．アセトアルデヒドを代謝するアルデヒド脱水素酵素2型（ALDH2）の活性が低い人は食道癌と頭頸部癌のリスクが高いとされます．日本人の10％弱はホモ欠損型で，30～40％はヘテロ欠損型です．ホモ欠損型の人はお酒が飲めない場合が多く，一方，ヘテロ欠損型では少量の飲酒で顔が赤くなるフラッシング反応を起こします（同時に「嘔気」「眠気」「頭痛」なども起こします）．中等度飲酒者でフラッシングを認める人の食道扁平上皮癌のリスクは，そうでない人と比べてオッズ比が2.5，大量飲酒の場合は2.9と報告されています[1]．

ALDH2 はヘテロ欠損型でも酵素活性は非常に低くなりますが，だからといって食道癌のリスクを調べるために，いちいち酵素活性を調べるのは現実的ではありません．ヘテロ欠損の人でもお酒を飲み続けると，そのうち強くなりフラッシングを認めなくなりますので，ALDH2 遺伝子多型があるかを把握するには，以下2つの質問をします．

「ビールコップ1杯程度の飲酒で顔が紅くなりますか」
「飲酒を始めた1〜2年間にそのような体質がありましたか」

この質問の感度，特異度はなんと 90％と報告されています[2]．このようなリスク因子がある人では，同時性あるいは異時性に癌が重複して発生するため（食道癌のほかに頭頸部癌など），1つの病変をみつけたら，ほかにもないか注意して観察する必要があります．

　ちなみにアルデヒドではなく，アルコール脱水素酵素 1B（ADH1B）にも遺伝子多型が存在し，ホモ低活性型は食道扁平上皮癌のリスク因子です．ホモ低活性型の場合，アセトアルデヒドの初期産生が遅く，フラッシング反応が起きにくく，飲みすぎた翌日に酒が残りやすいのが特徴です．日本人の約7％でみられますが，アルコールが長時間体内にとどまり，多幸感をもたらすためアルコール依存症になりやすく，アルコール依存症患者の約30％で ADH1B ホモ低活性型が認められます．

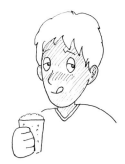

極論4 分枝膵管型 IPMN と最近発症した DM は，通常型膵癌の合併に気をつける

　癌の話題の最後は，腹部超音波による膵臓の偶発所見を扱います（最近，膵臓でも囊胞性病変が偶然発見されることが多くなっています）．

　その囊胞性病変のなかの1つの**膵管内乳頭粘液性腫瘍 [Intraductal papillary mucinous neoplasm；IPMN]** は，肉眼的形態から「主膵管型」「分枝膵管型」「混合型」に分類されます．このうち主膵管型は IPMN 由来の浸潤癌の頻度が高いことが知られていますので，外科的膵切除が必要となります．

　分枝膵管型の場合は，主膵管型と比較すると悪性のリスクは低いものの，IPMN 自体の癌化の可能性があると同時に，他の箇所に通常型膵癌のリスク（年率 0.4～1.1％）があります[3]．そのため，囊胞性病変の経過観察とともに併存癌がないか注意を払う必要があります．いつまで分枝膵管型 IPMN の経過観察を行うのか，またその至適な間隔に関しては，明確なエビデンスがないのが現状です．アメリカ消化器病学会（ACG）が出したガイドラインでは，5年間囊胞性病変に変化がなければ，経過観察の中止を推奨しています[4]．もう1つの国際診療ガイドラインでは経過観察の期間を定めていません[5]．IPMN でも大腸癌スクリーニングのときの考え方と同様に，併存疾患や高齢などのため，悪性病変の診断がついても手術適応がない場合には経過観察自体をすべきではありません．そうでない場合，IPMN 以外に膵癌のリスク因子を併せもつケースでは，サーベイランスを行うのが現実的だと筆者は考えます．

　その他の膵癌のリスク因子として，「喫煙」「大量飲酒」「肥満」「糖尿病」「慢性膵炎」「膵癌の家族歴」「遺伝性膵癌症候群」などが知られています．糖尿病の患者数は非常に多いですが，特に最近糖尿病と診断された場合と糖尿病のコントロールが悪化した場合には，膵癌が合併していないかに注意を払う必要があります．4年以内に診断された2型糖尿病では，5年以上前に診断された2型糖尿病と比較して，膵癌のリスクが50％増加することが報告されています[6]．糖尿病の診断がされた患者すべてに，CT などの画像検査を行うことは現実的ではありませんが，**最近糖尿病の診断がされた患者で複数の膵癌のリスク因子をもつ場合や，膵癌を疑わせる症状がある場合には積極的に精査をすべきでしょう．**

極論・消化器癌ポプリで押えなくてはいけないポイント

1. 検診目的に腫瘍マーカーを用いるのは「百害あって一利なし」
2. 腫瘍マーカーは丁寧な病歴聴取と身体診察を補完するものではない
3. 検査の前の大事な思案を習慣化する
4. ALDH2 活性が低い人は食道癌と頭頸部癌のリスクが高い
5. 分枝膵管型 IPMN では通常型膵癌の合併に注意

●文献
1) Andrici J, Hu H.S., et al: Facial flushing response to alcohol and the risk of esophageal squamous cell carcinoma: A comprehensive systematic review and meta-analysis. Cancer Epidemiol. 2016 Feb;40:31-8.
2) Yokoyama A, Oda J, et al: A health-risk appraisal model and endoscopic mass screening for esophageal cancer in Japanese men. Dis Esophagus. 2013 Feb-Mar;26(2):148-53.
3) Maguchi H, Tanno S, et al: Natural history of branch duct intraductal papillary mucinous neoplasms of the pancreas: A multicenter study in Japan. Pancreas. 2011 Apr;40(3):364-70.
4) Lennon AM, Abuja N, et al: AGA Guidelines for the Management of Pancreatic Cysts. Gastroenterology. 2015; 149: 825.
5) Tanaka M, Castillo C. F., et al: Revisions of international consensus Fukuoka guidelines for the management of IPMN of the pancreas. Pancreatology. 2017 Sep - Oct;17(5):738-53.
6) Huxley R, Ansary-Moghaddam A, et al: Type-II diabetes and pancreatic cancer: a meta-analysis of 36 studies. Br J Cancer. 2005 Jun 6;92(11):2076-83.

索　引

● あ行

アカラシア……………………………… 102
アセトアミノフェン…………………… 60
アミノトランスフェラーゼ（AST，ALT）…… 57
アメリカの内視鏡アプローチ………… 29
アルコール性肝障害…………………… 61
アルコール脱水素酵素1B（ADH1B）のホモ低活性型……………………………… 152
アルデヒド脱水素酵素2型（ALDH2）のヘテロ欠損……………………………… 152

胃癌……………………………………… 39
医原性下痢……………………………… 74
胃食道逆流症（GERD）……………… 14
　　──の分類………………………… 19
痛みの「OPQRST」………………… 122

ウイルス感染…………………………… 68

嚥下障害………………………………… 96
嚥下造影検査（VF）…………………… 100
炎症性下痢……………………………… 77
炎症性腸疾患（IBD）………………… 70

おしりの診察の仕方…………………… 89
おなら…………………………………… 132

● か行

家族歴…………………………………… 60
過敏性腸症候群（IBS）………… 75, 119
下部消化管出血………………………… 10
カマ……………………………………… 91
緩下剤…………………………………… 94

肝細胞障害パターン…………………… 57
肝疾患…………………………………… 60
感染後IBS（PI-IBS）………………… 124
感染性腸炎……………………………… 133
　　小腸型────……………………… 134
　　大腸型────……………………… 135
肝臓系検査……………………………… 55
浣腸……………………………………… 92
カンピロバクターによる腸炎………… 142
顔面紅潮………………………………… 152

器質性便秘……………………………… 83
器質的疾患………………………… 107, 120
寄生虫感染……………………………… 138
機能性疾患……………………………… 123
機能性ディスペプシア（FD）…… 106, 119
　　──の診断基準（Rome Ⅳ）…… 109
機能性便排出障害………………… 84, 88
機能性便秘の診断基準………………… 86
急性下痢症………………………… 73, 139
急性胆管炎……………………………… 51
急性胆嚢炎……………………………… 47
　　──の合併……………………………… 44
偽陽性…………………………………… 147
緊急大腸内視鏡検査（緊急CS）……… 11

経口補水液（ORS）…………………… 69
警告徴候……………………… 14, 84, 120
血清アルブミン………………………… 66
下痢……………………………………… 68
　　──のタイプ分け………………… 134
下痢型IBS（IBS-D）………………… 126
原因菌の同定…………………………… 137
健診……………………………………… 24

抗菌薬	139
口腔咽頭性嚥下障害	96, 100
抗血栓薬	4
好酸球性食道炎（EoE）	15, 103
甲状腺機能	59
甲状腺機能亢進症	76
黒色便	6
ごった煮	146
コレラ	142
混合型 IBS（IBS-M）	126

● さ行

座薬	92
酸化マグネシウム（カマ）	91
酸分泌抑制	114
志賀毒素産生大腸菌（STEC）	135
刺激性下剤	93
止血	12
持病の癌	43
脂肪性下痢	78
重症感染性腸炎	137
重大な疾患	83
主膵管型 IPMN	154
腫瘍マーカー	146
消化管運動機能改善薬	114
消化管出血	1, 37
消化器癌	
──の死亡率減少	146
──の早期発見	146
消化器癌ポプリ	146
消化性潰瘍	27
症候性便秘	83
症状緩和	127
小腸型感染性腸炎	133, 134
小腸出血	12
上部消化管	
──出血	7
──内視鏡検査	6

除菌	38, 112
食後愁訴症候群（PDS）	111
食道外合併症	22
食道合併症	22
食道高解像度内圧検査（HRM）	102
食道性嚥下障害	96, 98
食道扁平上皮癌	152
止痢薬	70
心窩部痛症候群（EPS）	111
迅速ウレアーゼ試験	31
身体診察	148
浸透圧性下痢	77
膵管内乳頭粘液性腫瘍（IPMN）	154
水分補給	69
水様性下痢	77
水溶性食物繊維	92
ストレス潰瘍	37
生活指導	20
赤痢	140
鮮血便	6
疝痛	44

● た行

タール便	6
対症療法	139
大腸型感染性腸炎	133, 135
大腸癌	84
大腸通過正常型便秘（NTC）	88
大腸通過遅延型便秘（STC）	88
大腸内視鏡検査	84, 149
胆管ドレナージ	53
胆汁うっ滞	63
──パターン	57
胆石	43
──関連疾患	43
──発作	44
胆道系酵素（ALP，γ-GTP）	57
胆道疝痛	44

索引 157

胆嚢結石	45
胆嚢摘出	48
遅延通過型	91
超音波検査	49
腸管ガス	132
通過正常型	90
投薬	140
呑酸	14

● な行

内視鏡検査	2, 99
──適応	30
日本の内視鏡アプローチ	29
人間ドック	147

● は行

排便回数	85
排便に関連する腹痛	120
排便日誌	87
バレット食道	23
非 HP	39
非 NSAIDs 胃潰瘍	39
非アルコール性脂肪性肝疾患(NAFLD)	62
非心臓性胸痛(NCCP)	15
非ステロイド系抗炎症薬(NSAIDs)	27, 47
非チフス性サルモネラ腸炎	142
非薬物療法	127
病歴聴取	4, 148
ビリルビン(T-Bil)	57
──単独の上昇パターン	57
フォドマップ(FODMAP)	130
不溶性食物繊維	92
フラッシング	152
ブラハ分類	23

ブリストル便形状スケール(BSFS)	86, 125
プロトロンビン時間(PT)	66
プロトンポンプ阻害薬(PPI)	15
プロバイオティックス	70
分枝膵管型 IPMN	154
分泌性下痢	78
分類不能型(IBS-U)	126
閉塞	51
便潜血検査(免疫法)	149
便の浸透圧較差	77, 79
便排出障害	92
便培養	72
便秘	81
──を引き起こす薬剤	83
便秘型 IBS(IBS-C)	126

● ま行

慢性下痢	75
慢性便秘症診療ガイドライン	94
無症候性胆嚢結石	47
無石胆嚢炎	49
胸焼け	14
問診	134

● や行

薬剤性肝障害	60
薬剤性食道炎	104
薬剤の副作用	74
溶血性尿毒症症候群(HUS)	139

欧　文

● A〜G

acalculous cholecystitis	49
achalasia	102

acute cholangitis	51	Flushing	152
acute cholecystitis	47	FODMAP	130
ADH1Bのホモ低活性型	152	functional dyspepsia（FD）	106, 119
AIMS65	10	functional outlet obstruction	84, 88
ALDH2のヘテロ欠損	152		
ALP	57	gallstone disease	43
ALT	57	γ-GTP	57
AST	57	γ-GTP・ALP上昇パターン	63
AST・ALT上昇パターン	61	gastroesophageal reflux disease（GERD）	14
		gastrointestinal bleeding	1
β遮断薬	4	GERD	14
biliary colic	44		

● H〜N

Blatchford スコア	8	
Bristol stool form scale（BSFS）	86	
BSFS	86, 125	
		Helicobacter pylori（HP）	28
		high resolution manometry（HRM）	102
C.difficile 感染症（CDI）	68	HP	28
CDトキシン	72	──関連ディスペプシア	112
CDI	68, 138	──感染	28
Charcot 三徴	51	HRM	102
Child-Pugh スコア	66	H2RA	114
choosing wisely	18	HUS	139
constipation	81		
		IBD	70
diarrhea	68	IBS	75, 119
DM（糖尿病）	76	IBS-C	126
dysphagia	96	IBS-D	126
		IBS-M	126
EoE	15, 103	IBS-U	126
eosinophilic esophagitis（EoE）	15, 103	infectious enterocolitis	133
epigastric pain syndrome（EPS）	111	inflammatory bowel disease（IBD）	70
EPS	111	Intraductal papillary mucinous neoplasm（IPMN）	154
esophageal deglutition	96	IPMN	154
		irritable bowel syndrome（IBS）	75, 119
fatty diarrhea	78		
FD	106, 119	LA（ロサンゼルス）分類	19
──診断	107	liver test	55
Fermentable Oligosaccharides, Disaccharides, Monosaccharides,And Polyols（FODMAP）	130	long segment Barrett's esophagus（LSBE）	22
		LSBE	22

索引 | 159

NAFLD	62
NCCP	15
non-alcoholic fatty liver disease（NAFLD）	62
non-cardiac chest pain（NCCP）	15
nonsteroidal anti-inflammatory agents（NSAIDs）	27
normal transit constipation（NTC）	88
NSAIDs	4, 27, 28, 47
——潰瘍	35
NTC	88

● O～Z

oral rehydration solution（ORS）	69
oropharyngeal deglutition	96
ORS	69
PDS	111
peptic ulcer	27
PI-IBS	124
post-infectious IBS（PI-IBS）	124
postprandial distress syndrome（PDS）	111
potpourri	146
PPI	15, 34, 114
——の投与期間	18
proton pump inhibitor（PPT）	15
PT	66
Reynoldsの五徴	51
Rockallスコア	8
Shiga toxin-producing E. coli（STEC）	135
slow transit constipation（STC）	88
SSRI	4
STC	88
STEC	135
T-Bil	57
VF	100
video fluoroscopy（VF）	100
watery diarrhea	77

極論で語る消化器内科

平成 30 年 10 月 10 日	発　　　行
令和 2 年 10 月 5 日	第 2 刷発行

著　者　　小　林　健　二

監修者　　香　坂　　　俊

発行者　　池　田　和　博

発行所　　丸善出版株式会社

〒101-0051　東京都千代田区神田神保町二丁目 17 番
編 集：電 話(03)3512-3262／FAX(03)3512-3272
営 業：電 話(03)3512-3256／FAX(03)3512-3270
https://www.maruzen-publishing.co.jp

© Kenji Kobayashi, Shun Kohsaka, 2018

組版印刷・株式会社 日本制作センター／製本・株式会社 松岳社

ISBN 978-4-621-30329-0　C 3047　　　　　Printed in Japan

JCOPY〈(一社)出版者著作権管理機構　委託出版物〉

本書の無断複写は著作権法上での例外を除き禁じられています．複写される場合は，そのつど事前に，(一社)出版者著作権管理機構（電話 03-5244-5088, FAX 03-5244-5089, e-mail：info@jcopy.or.jp）の許諾を得てください．